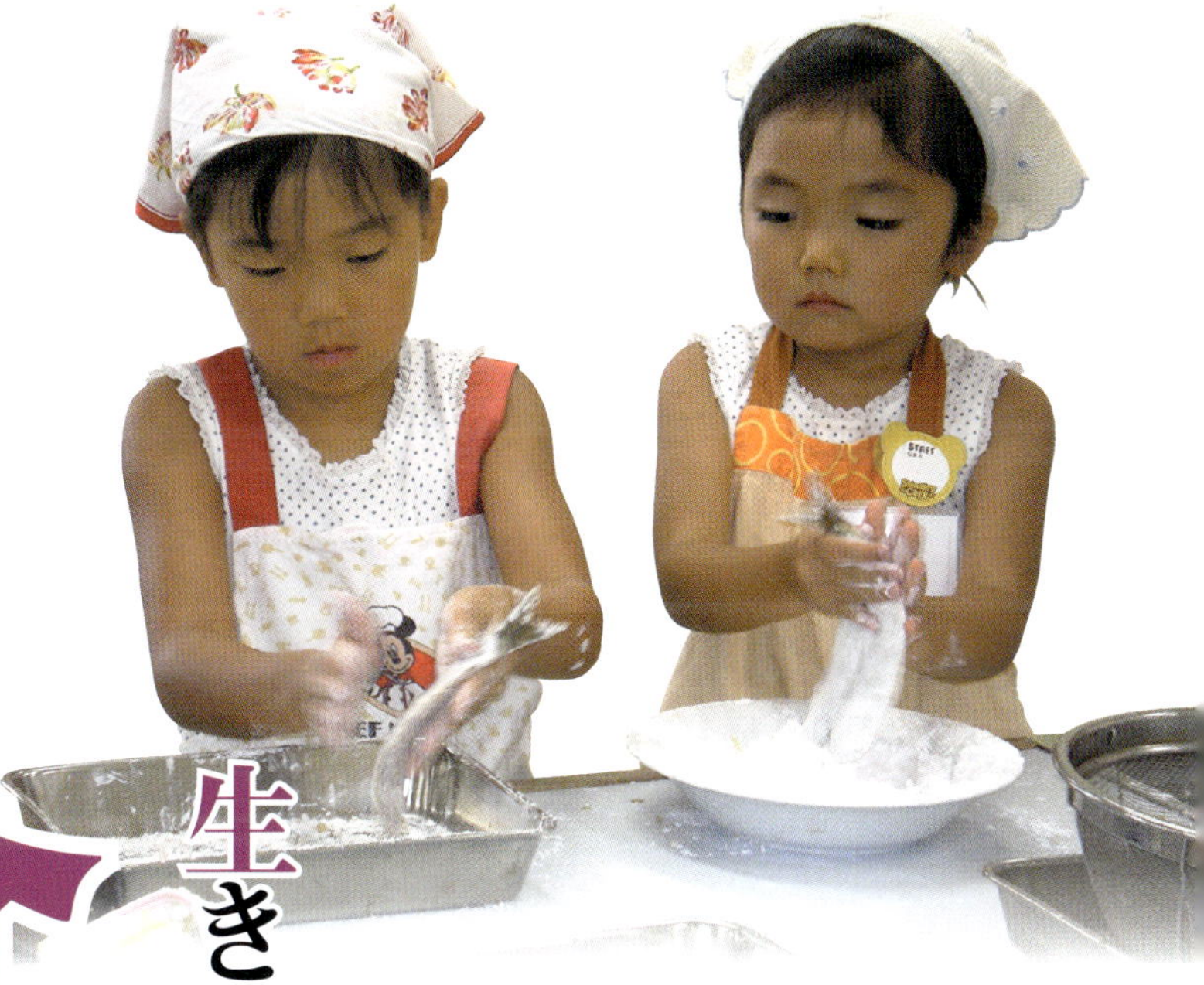

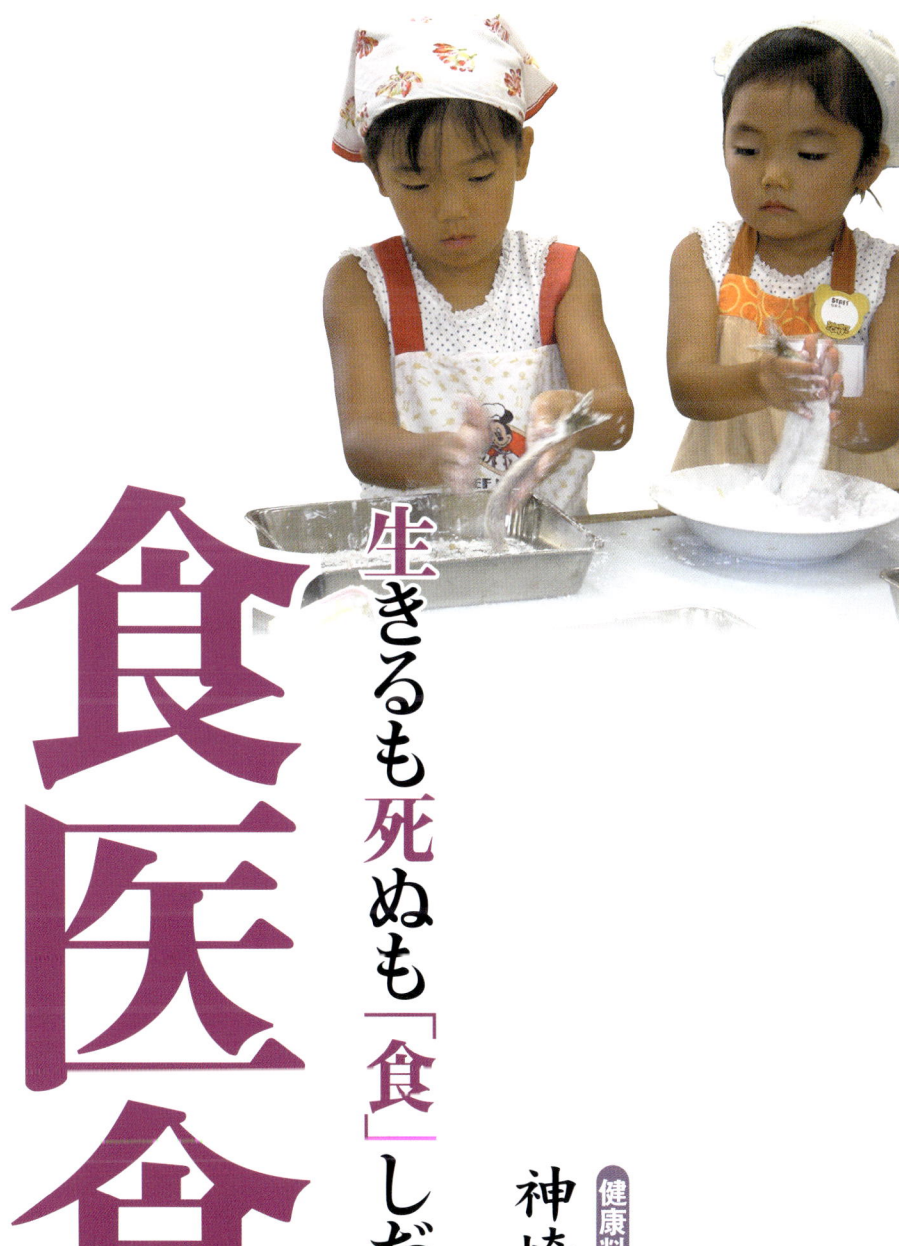

食医食

生きるも死ぬも「食」しだい！

健康料理研究家
神崎夢風

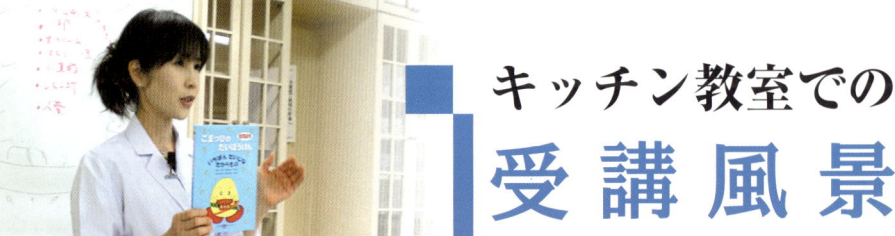

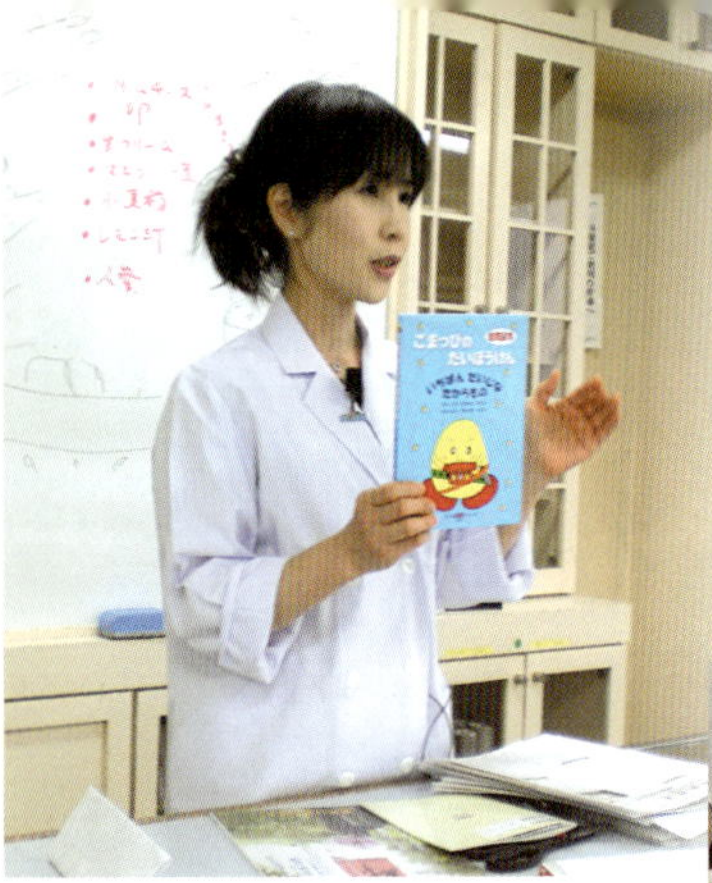

絵本を使っての食育活動。

キッチン教室での
受講風景

IN 足立区梅島地域学習センター

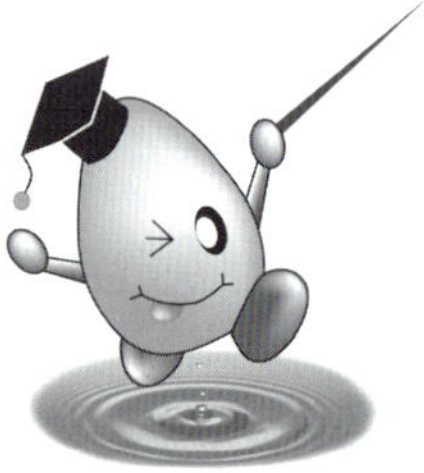

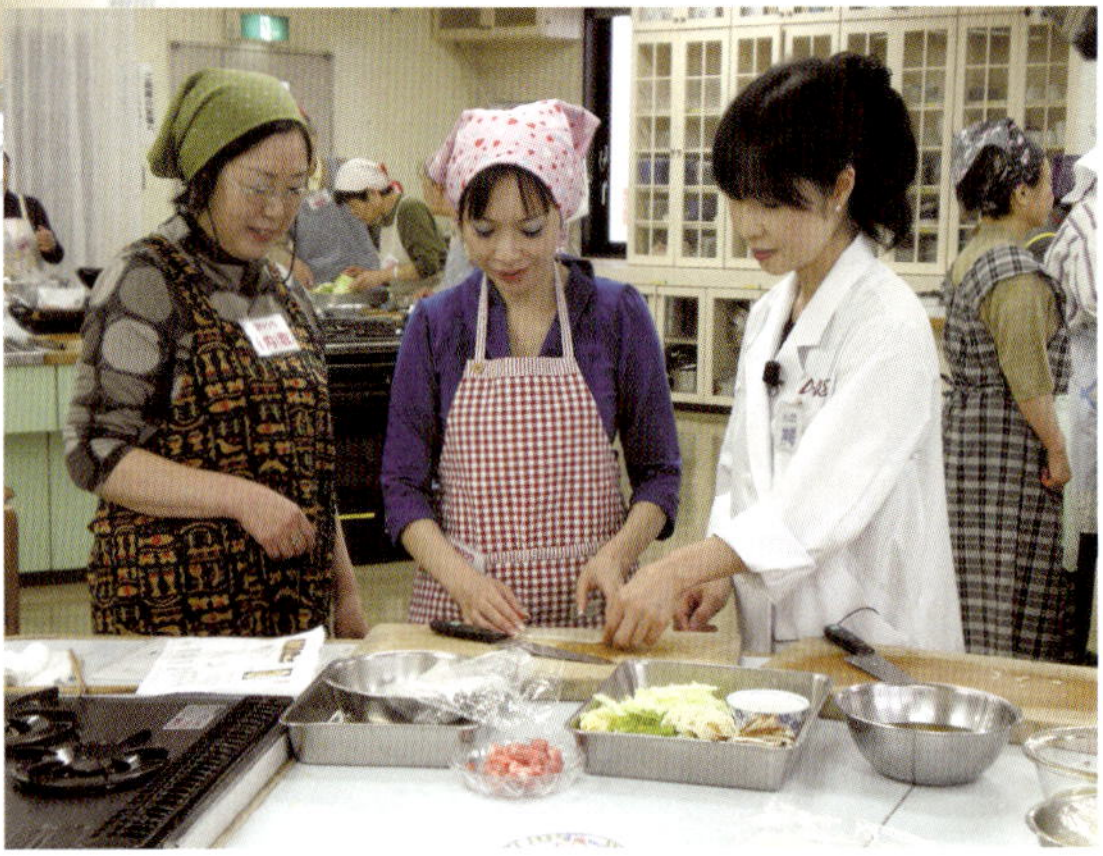

親子クッキング風景。

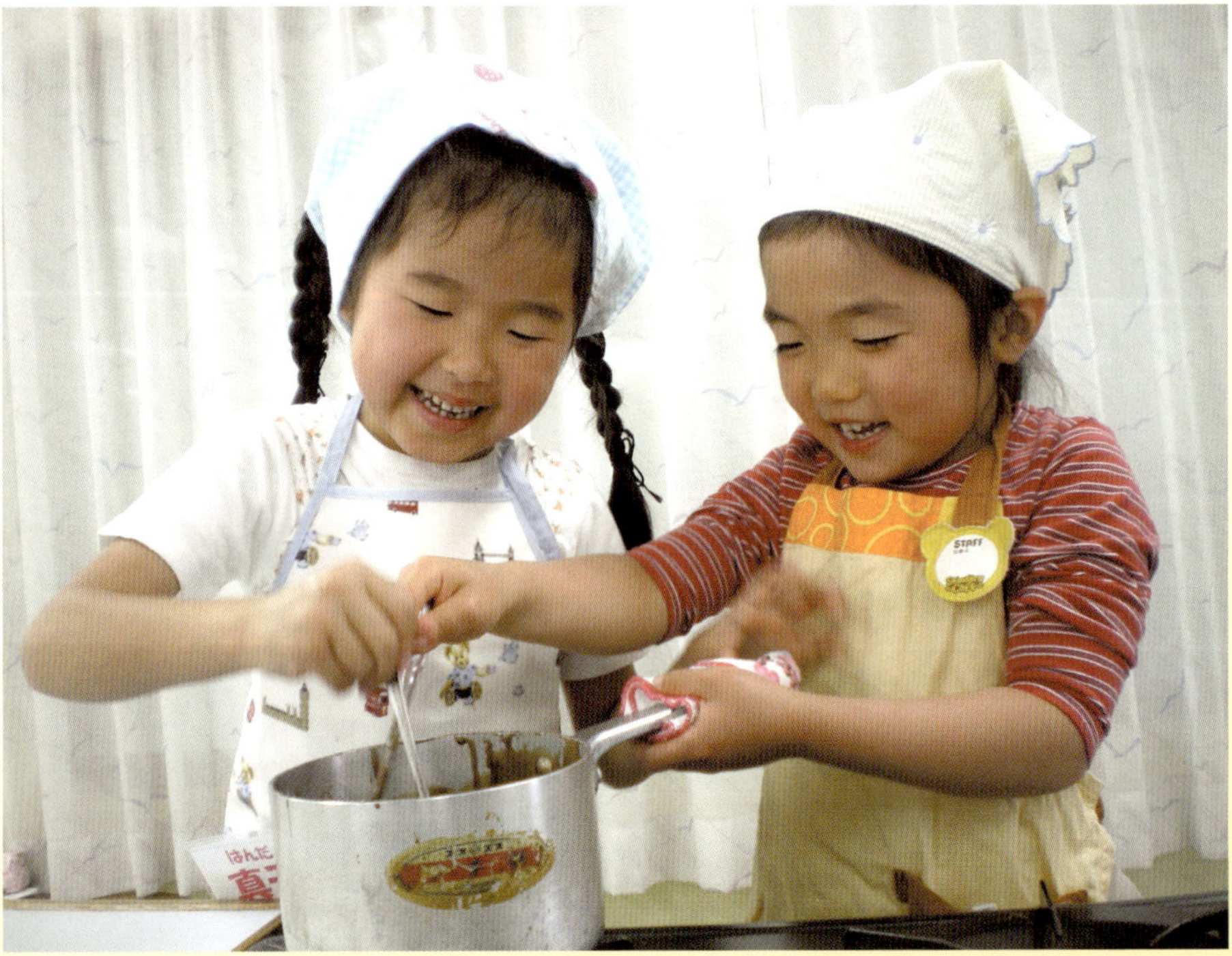

小さなお子様たちも楽しく参加されています。

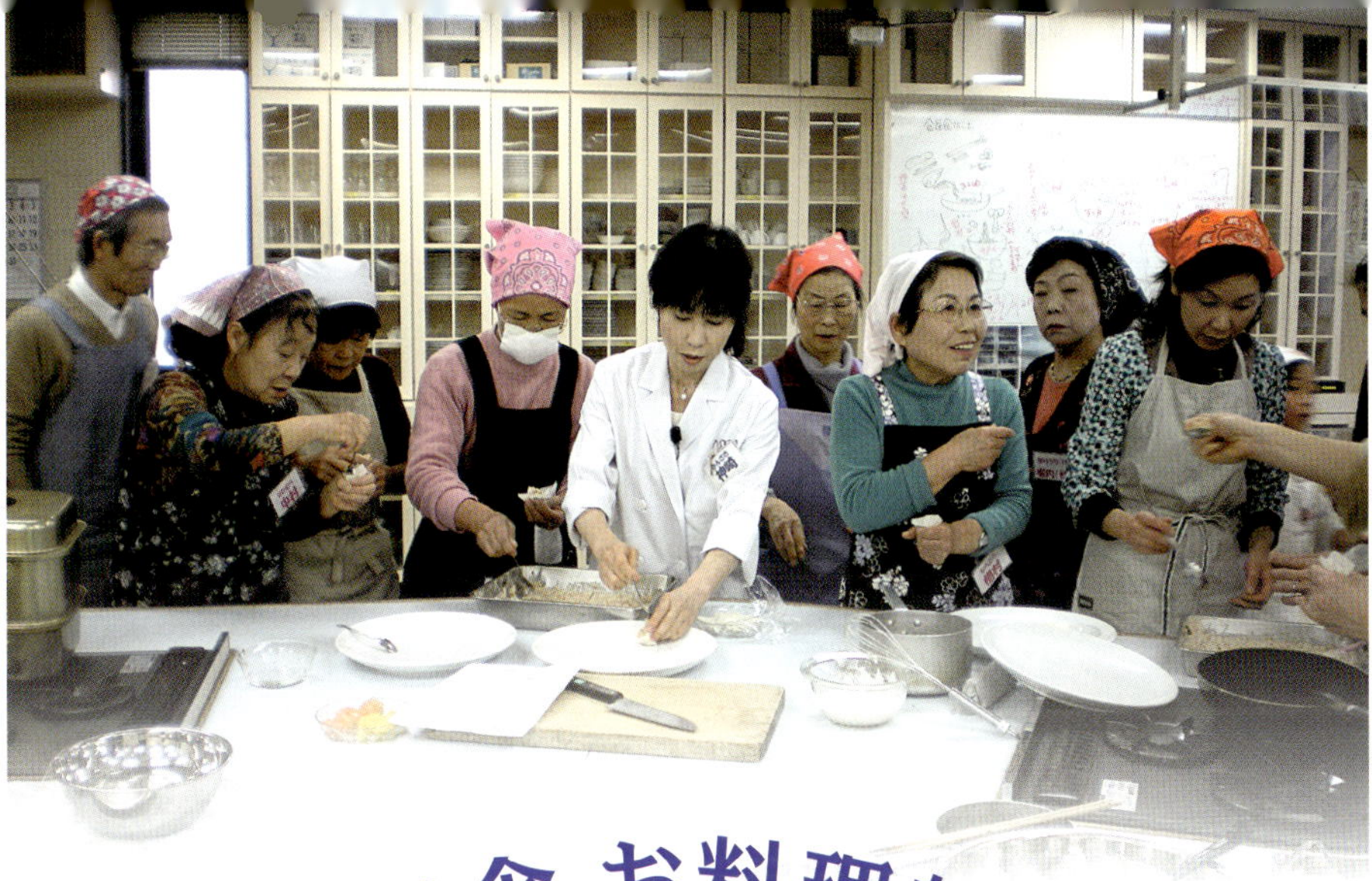

食医食 お料理教室

食医食™

Dream Cooking School

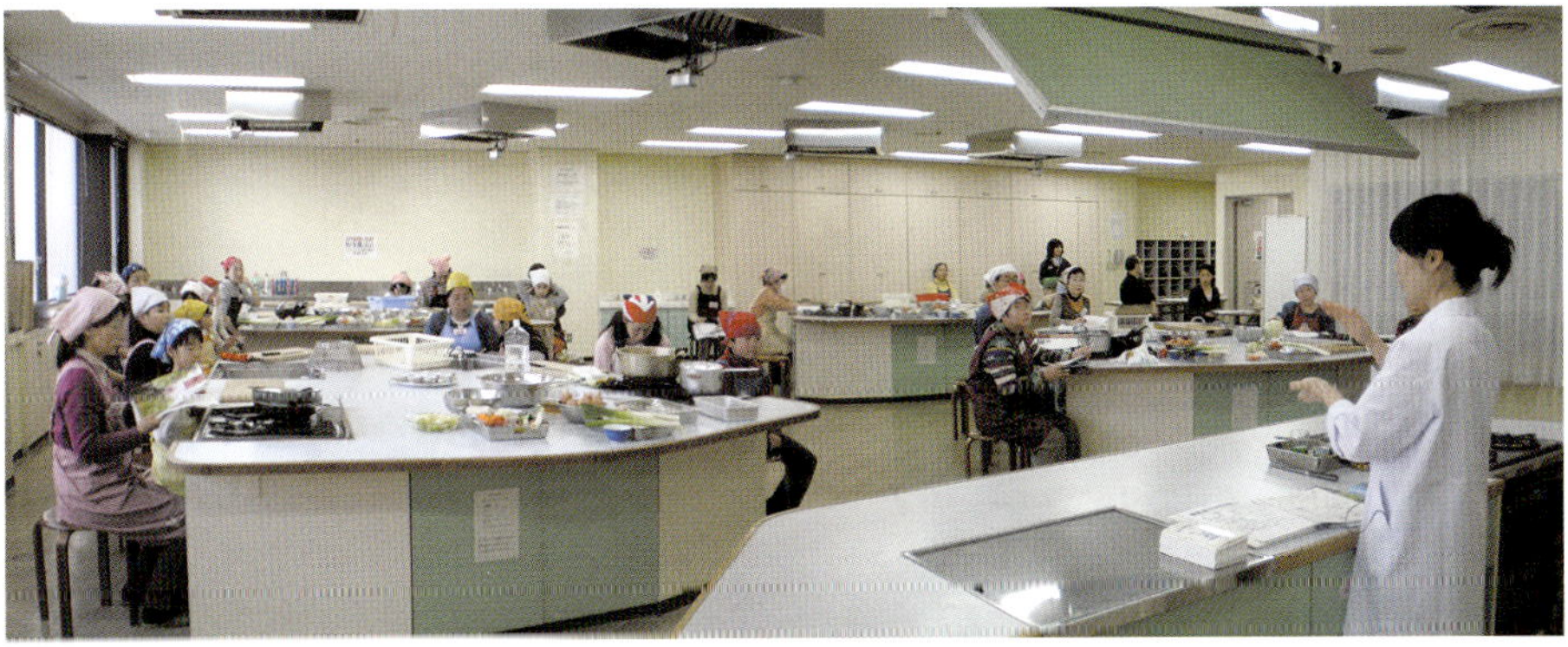

足立区梅島生涯学習センター主催の料理教室風景。

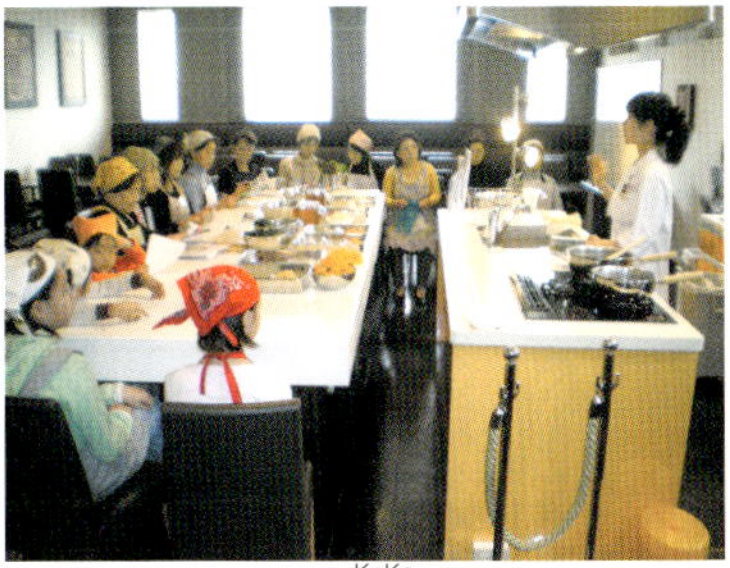

世田谷区自然食レストラン餉餉《KeKe》キッチンでの料理風景。

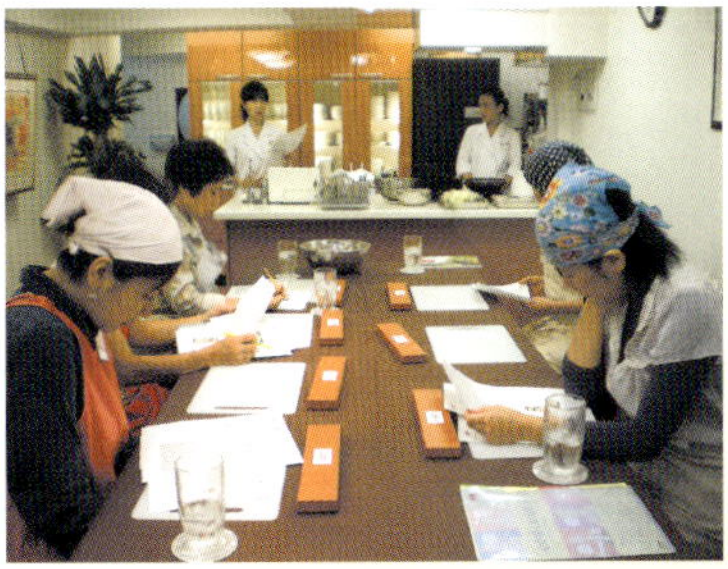

赤坂食医食キッチンスタジオ料理教室での風景。

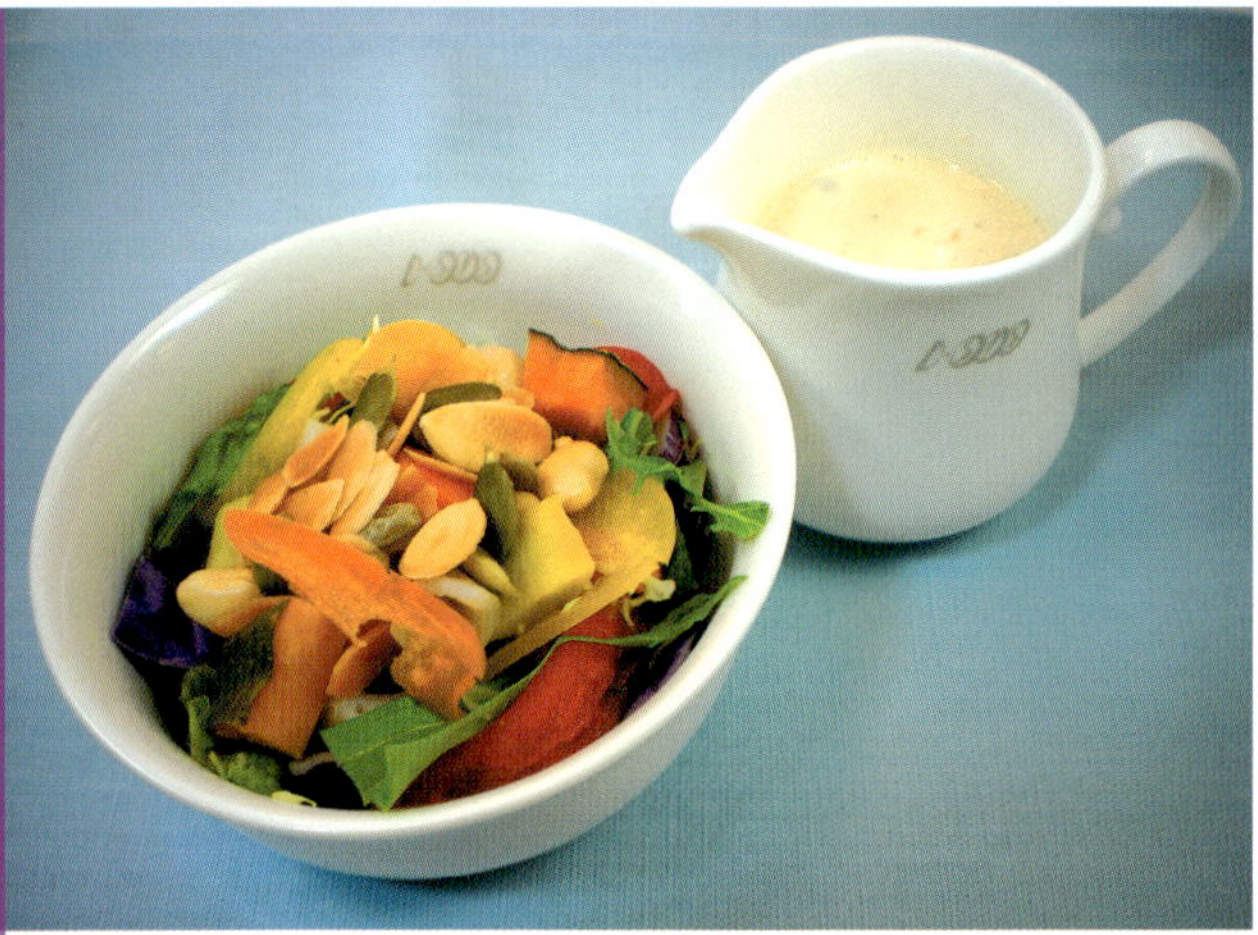

30品目 食医食サラダ

食医食 Dream Cooking School

材料（4人前）

レタス	20g
サニーレタス	20g
キャベツ	50g
紫キャベツ	30g
玉ねぎ	10g
レッド玉ねぎ	10g
人　参	20g
ピーマン	10g
カラーパプリカ（黄・オレンジ）	各5g
きゅうり	10g
セロリ	10g
水　菜	10g
じゃがいも	20g
ごぼう	20g
れんこん	10g
さつまいも	20g
クレソン	10g
チコリ	10g
マッシュルーム	10g
くるみ	20g
アーモンドスライス	20g
大豆	20g
かぼちゃの種	20g
ピーナッツ	20g

調味料A

【ごまマヨネーズ】

マヨネーズ	1/3カップ
すりごま	大さじ2
しょうゆ	大さじ1
きび糖	小さじ1
食医食調味料	少々

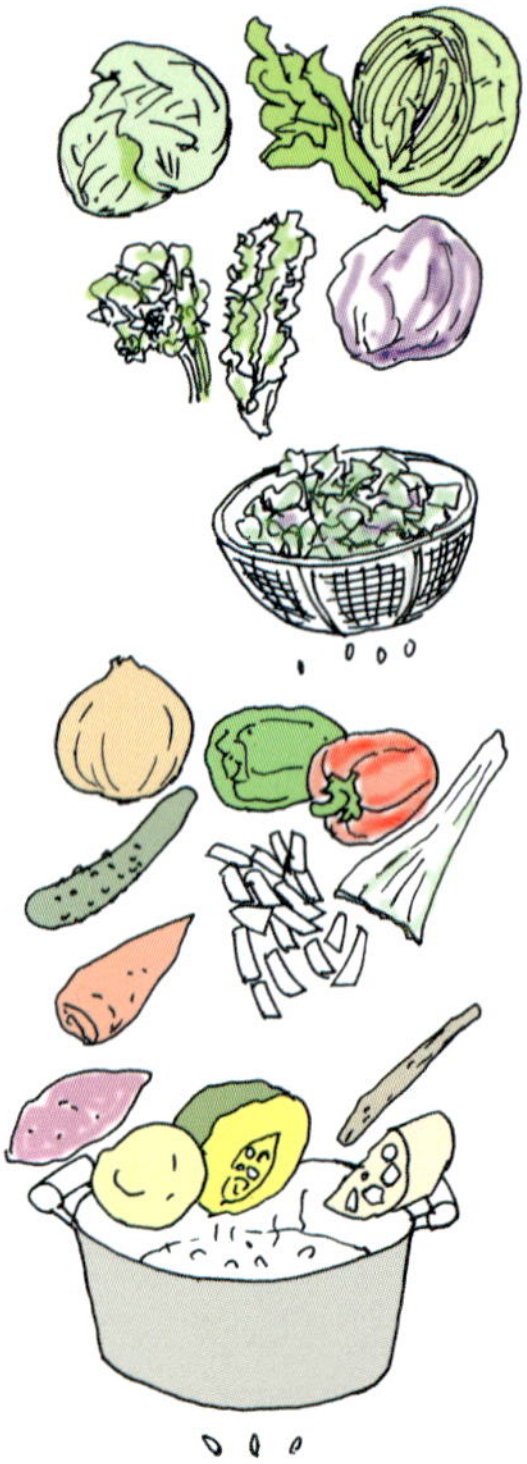

① レタス類は手で一口大にちぎり、根菜類はマッチ棒大にし、サッと塩ゆでにします。

② 大豆は一晩水に漬け、ゆでておきます。（ゆで大豆でもOK）

アーモンドスライスは170℃のオーブンで5～6分ローストします。

アーモンドスライスときざんだくるみは、二重にしたビニール袋の中で、すりこぎ等で砕いておきます。

かぼちゃの種は水で油と塩を洗い、ペーパーで水気を取っておきます。

③ 調味料Aを合わせます。

ここがポイント

ごまマヨネーズは、食べる直前にかけましょう。

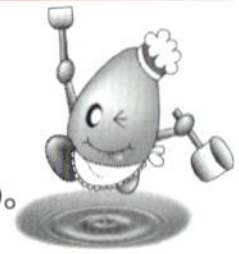

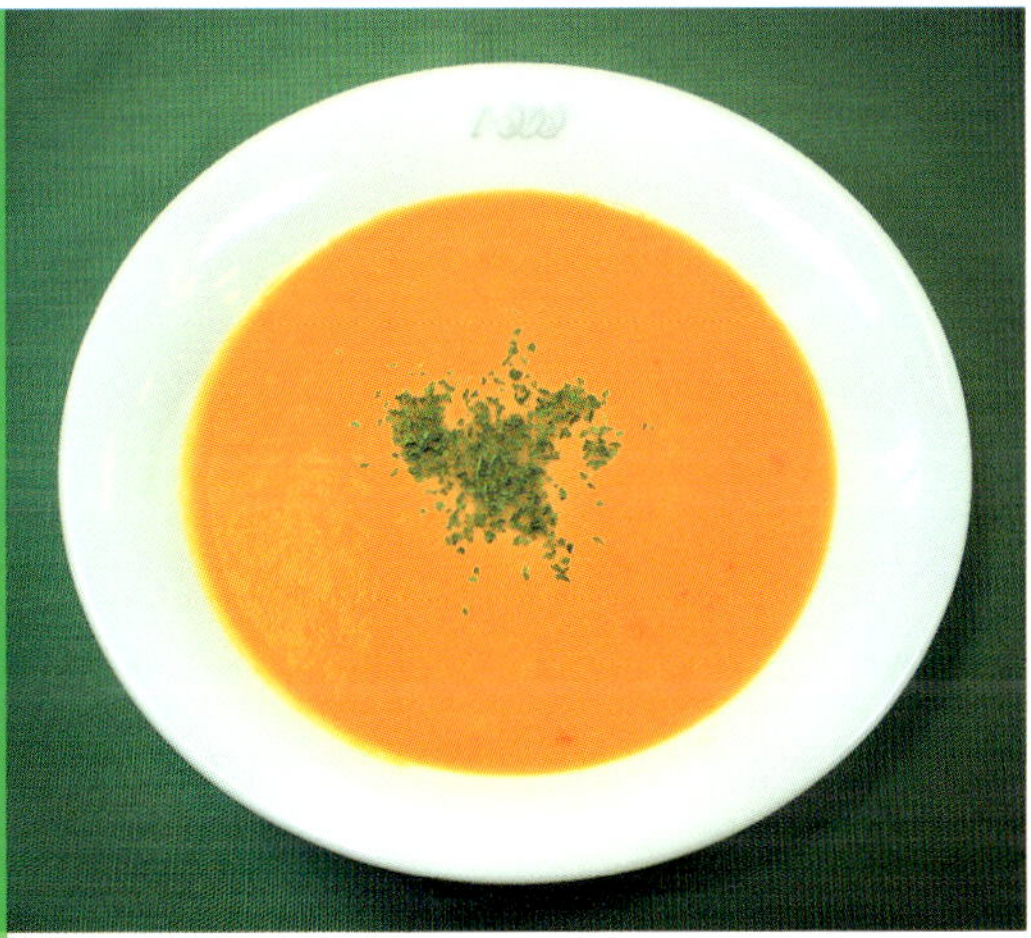

健康カロテンスープ

食医食
Dream Cooking School

材料（5人前）

人　参　　　かぼちゃ
さつまいも　じゃがいも
玉ねぎ　　　赤パプリカ
とうもろこし（コーン粒缶でも可）
各 ……………………………… 50g

牛乳……………………… 500cc
仕上げ用コーン………… 50g

調味料A

塩………………………小さじ2/3
こしょう…………………………少々
パプリカ……………… 大さじ1
スープ………………… 3カップ
食医食調味料………………少々

①

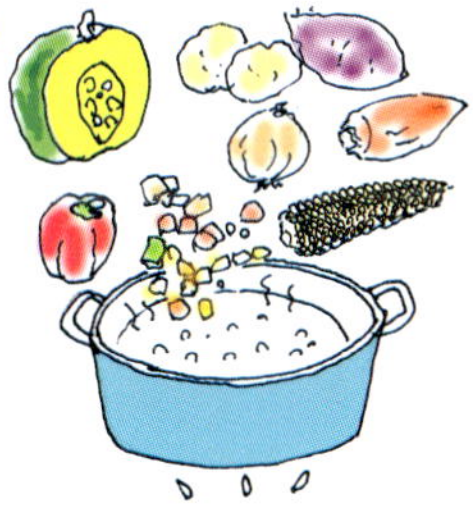

① 材料は全て皮をむきます。そして一口大に切り、野菜が柔らかくなるまでスープで煮ます。

②

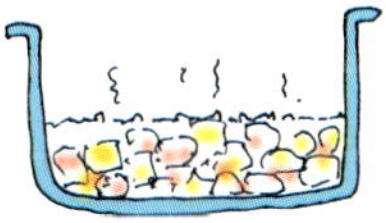

② 牛乳以外の調味料を入れ、半分くらいまで煮詰めます。鍋ごと水を張ったボウルに入れて粗熱をとります。

③

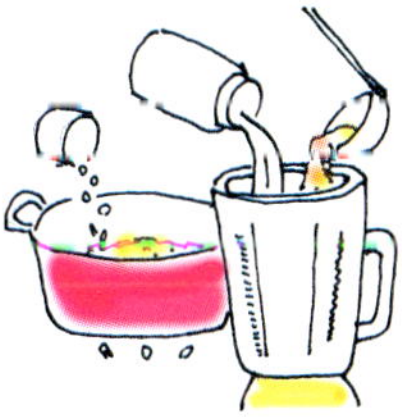

③ ミキサーに②と牛乳を入れ、ジュース状にします。最後に仕上げ用にコーンを加えます。量が多ければ半分ずつミキサーにかけ、後ほど一緒の鍋に戻して暖めます。

④

④ 仕上げに粒コーンを飾ります。

ここがポイント

ミキサーにかける際は良くかくはんしましょう。夏は冷やし、冬は温めると美味しさ倍増！

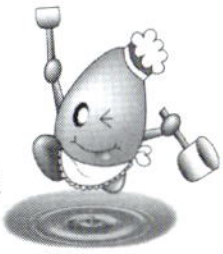

3

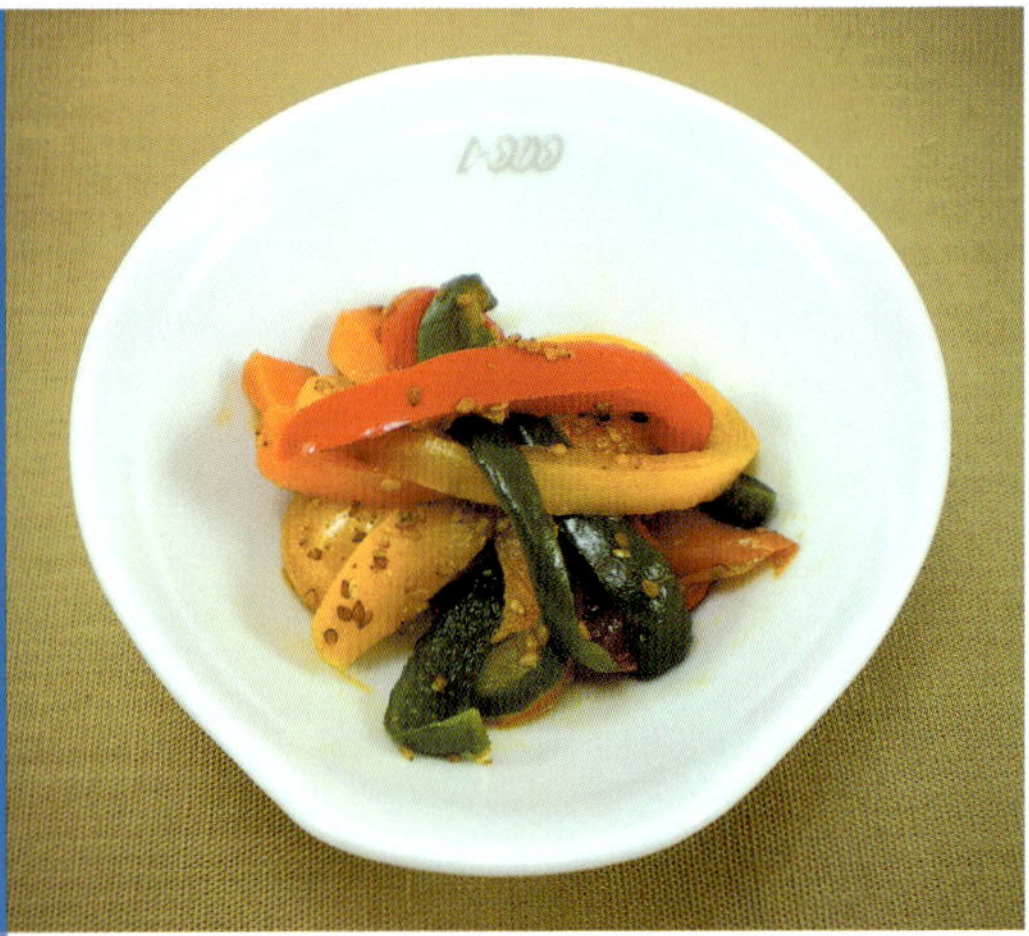

カラフルでカロテンたっぷり
カロテンきんぴら

食医食
Dream Cooking School

材料（4人前）

赤パプリカ………………1/2個
黄パプリカ………………1/4個
オレンジパプリカ………1/4個
ピーマン…………………1/2個

調味料A

きび糖……………… 大さじ1.5
しょうゆ…………… 大さじ1
ごま………………… 大さじ1
ごま油……………… 小さじ1
食医食調味料………………少々

①

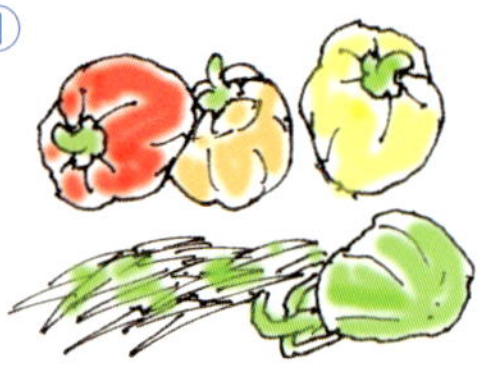

① 材料を全て長めの乱切りにします。

②

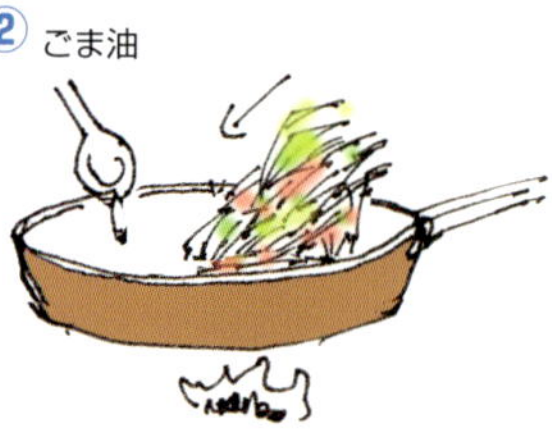

② フライパンにごま油を入れ、①を2～3分炒めます。

③

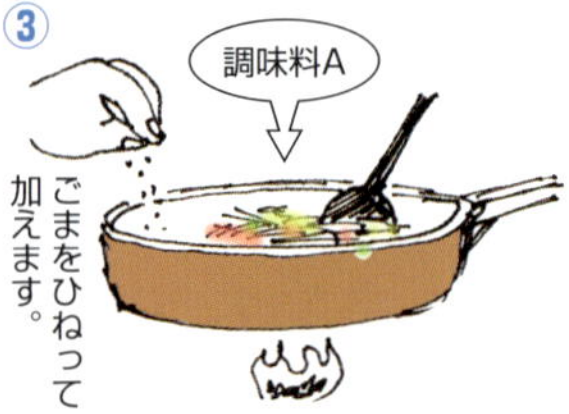

③ 調味料Aを加え、サッと仕上げます。

ここがポイント
歯ごたえを残すように炒めすぎに注意！

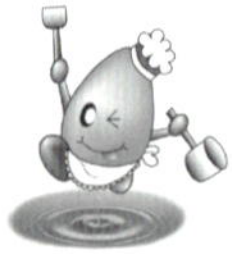

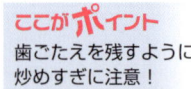

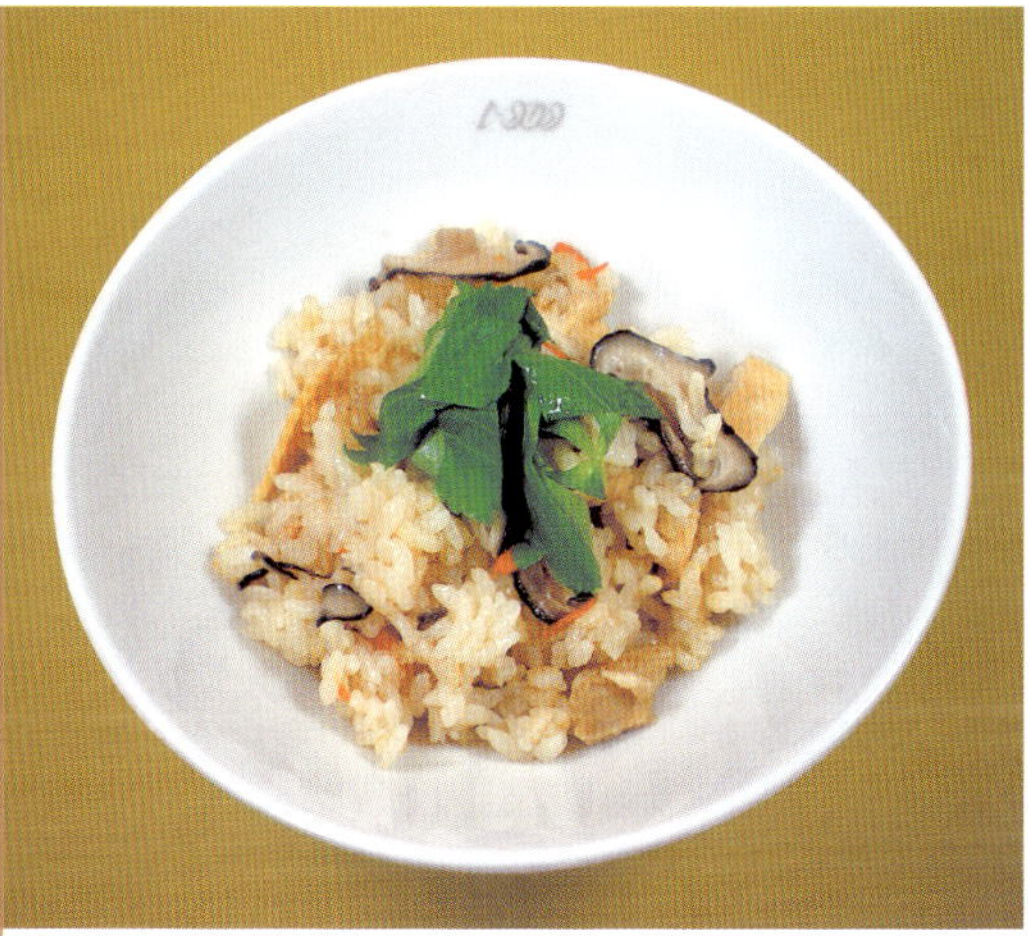

発芽玄米しいたけご飯

食医食
Dream Cooking School

材料（8人前）

有機米…………………… 2カップ
発芽玄米……………… 1カップ
生しいたけ………………… 8枚
人 参……………………… 80g
たけのこ………………… 100g
油あげ……………………… 2枚
鶏むね肉…………………50g
みつ葉…………………… 1/2束

調味料A

だし汁………………… 2カップ
塩……………………… 小さじ2
しょうゆ………… 小さじ1.5
きび糖………………… 大さじ1
酒……………………… 大さじ1
食医食調味料………………少々

①

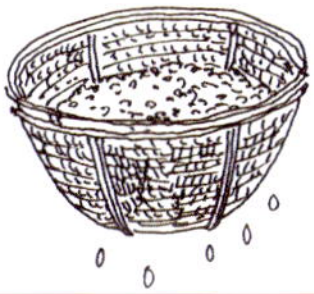

① 米は40分前に洗い、ざるにあげます。

②

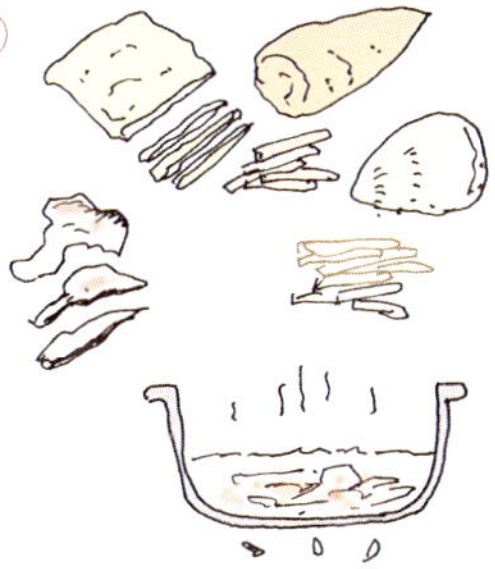

② 人参としいたけは千切り、油揚げは油抜きをして、短冊切りにします。鶏肉は開いて千切りにし、全ての材料をフライパンで炒め、だし汁と調味料を入れて3～4分煮ます。

③

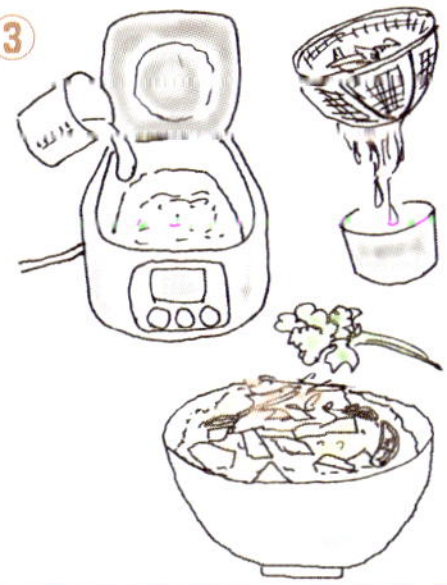

③ サルで煮汁を切り、その煮汁に水を加え、3.3カップにし、米と一緒に炊きます。仕上げに具を混ぜ、盛りつけてからみつ葉をちらします。

ここがポイント
野菜から水分が出るので、水加減は正確に！

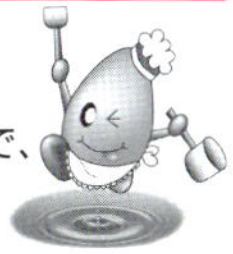

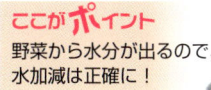

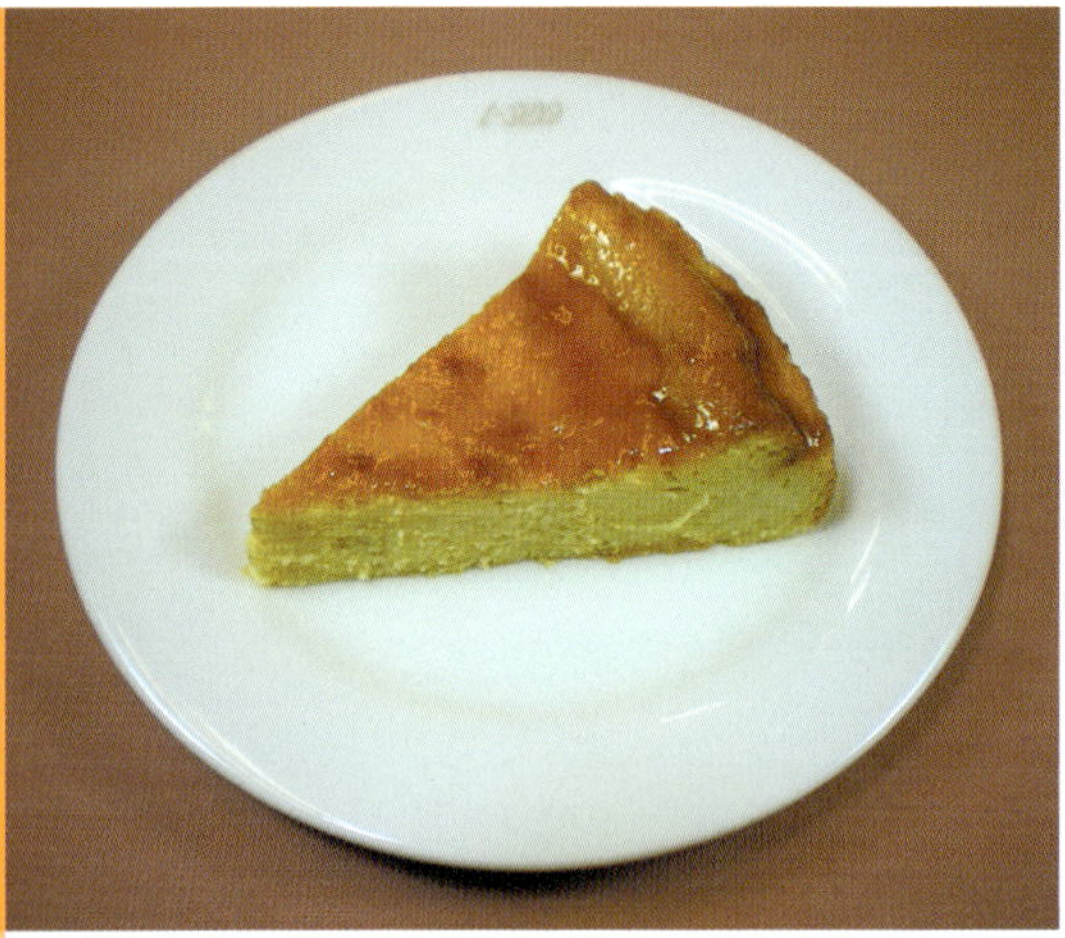

あっという間のチーズケーキ

材料（12人前）

- クリームチーズ…………200g
- 地鶏卵………………………… 2個
- 生クリーム…………… 200cc
- きび糖 …………………… 90g
- はちみつ……………… 大さじ1
- 塩……………………ひとつまみ
- 薄力小麦粉…………… 大さじ3
- レモン汁………………1/2個分
- アンズジャム…… 大さじ2〜3

パラフィン紙

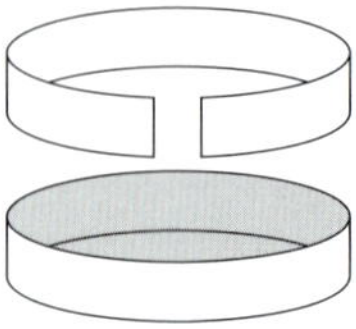

パラフィン紙は帯状に切り、バターを接着剤にして内側に貼付けます。

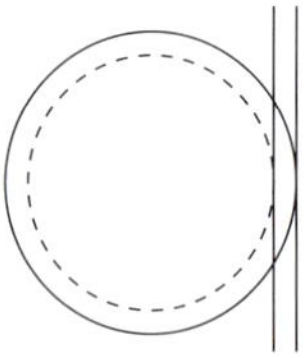

底の部分は１センチ大きめに切り取ります。

間にケーキの生地がシミでないように、隙間なく貼付けます。

①

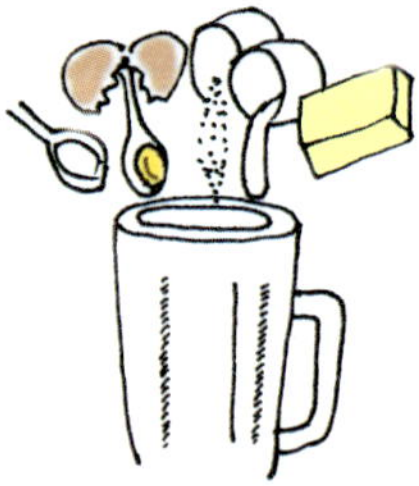

① アンズジャム以外の材料を全てミキサーに入れ、ジュース状にします。

②

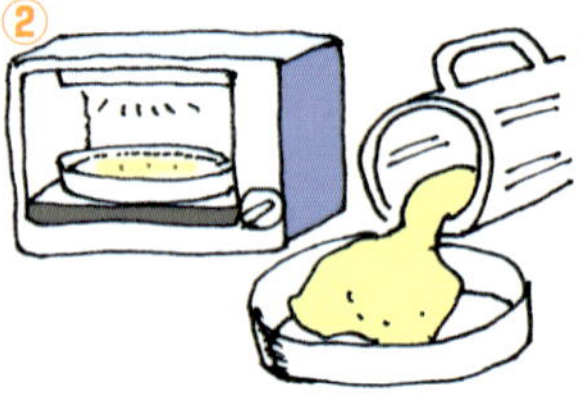

② 22cmケーキ型に入れ、180度で30〜40分表面がきつね色になるまで焼きます。
ケーキ型には内部にバターを塗り、パラフィン紙を貼付けます。

③

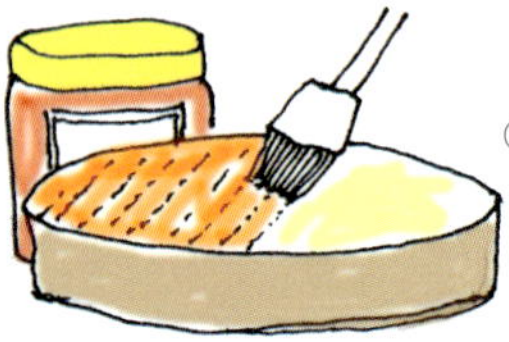

③ 仕上げにアンズジャムを刷毛で塗ります。

ここがポイント

オーブンによりクセがあるので、
まめにチェックしましょう。
作ったものは冷蔵庫に入れて、
冷やして食べるとおいしくなります。

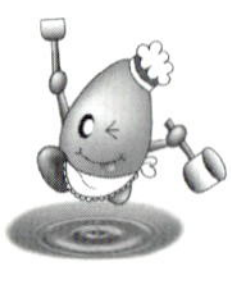

はじめに

本書は「なぜ、人は病気になるのか」「なぜ、人は老化するのか」「なぜ、人は太るのか」……。多くの人が持つそんな疑問に対して、「食生活」の改善を中心に、シンプルに答えたものです。

人が病気になったり、老化してしまう最たる原因は、毎日の食生活にある！

その気づきは私自身の体験から生まれました。

私は、幼児期からの心臓病で、常に発作による死の恐怖を味わい、思春期には過食とストレスで70キロという肥満、そして皮膚疾患《しっかん》という苦悩の日々を送っていました。

その後、18歳の進学時期に、食べることで病気が回復し、健康が守れる「予防医学」としての「栄養免疫学」に出会いました。これは、栄養と免疫との関わりについて研究する学問です。それがきっかけとなって、毎日口にする栄養や料理がどのように健康や美容と関係しているのか知りたい、自分の手で今の病的な自分を変えることはできないのだろうか、と研究に取り組むようになったのです。

「人を良くする」と書く〝食〟。自分のからだを使って、食が持つ本来の意味を確かめようと、身をもって栄養免疫学に基づく食生活改善をスタート。テーマは「健康という結果の出る食生活改善」でした。

すると、体質改善スタート1年目で結果が出ました。70キロもあった体重が無理なダイエットをすることもなく、3食きちんと食べて47キロというベスト体重に！
我慢することもなく、運動することもなく、ストレスになることもなく、体重が減っていく楽しみを毎日実感しました。ニキビや吹き出物だらけだった皮膚も、みるみるうちにきれいな肌になっていきました。そして何よりも嬉しかったのは、健康になったこと。

この体験によって、なぜ人が病気になるのか、老化してしまうのかを学ぶことができました。その原因は、「万病の元・老化の原因」といわれている、活性酸素《かっせいさんそ》。今でこそ、からだをサビさせる原因として活性酸素がマスコミでも取り上げられるようになりましたが、私が活性酸素を取り除く「活性酸素除去料理」の研究を始めたのは、今から30年ほど前のことです。

以来、活性酸素の研究者たちからいろいろなことを学びながら、からだをサビさせない「活性酸素除去料理」の研究と実践に励み、食から始める家庭医療、そして食と予防医学を兼ね合わせた「食医食」として完成。さまざまな食品添加物によっても、活性酸素は過剰につくられるので、「活性酸素除去料理」では一切使用せず、できるだけ安心・安全な食材、調味料を用いています。

おかげさまで、昭和55年から開講した料理教室も29年目に入り、現在では国民医療費の削減を目指して「食育《しょくいく》推進活動」を行政の協力をいただきながら進めています。

また、このまったく新しい「食医食」という理念と料理法を知っていただくために、「食医食これでだいじょうぶ！弁当」も開発し、メタボリック対策にも有効な「結果の出る食生活改善法・料理法」の普及啓蒙《けいもう》活動に奔走しています。

はじめに

本書では、およそ30年間の集大成として、「食医食」の理念をわかりやすくまとめました。「食医食」は、ご家庭のキッチンレベルで実践できる簡単な体質改善健康法。私自身や家族はもちろんのこと、長年病院顧問栄養士として、また健康料理研究家として医療や介護の現場で数多くの方々の健康相談を通してその効果を確認してきた体験に基づいています。

さらに、「食医食これでだいじょうぶ！弁当」を食べていただいているダイエットプログラムの被験者の方々には、「食医食栄養バランスチェック表」を用いてデータ化し、ご自身でその変化を確認していただいています。ですから、自信を持って「結果の出る食生活改善法」「安心・安全な料理法」だとおすすめできるのです。

本書の内容は、誰もが家庭の中で即実践できる簡単なもので、病気にならない、そして病気を回復させるための体質改善法です。

まだまだ、西洋医学だけに頼りがちな日本ですが、少なくとも、「病気と老化は万病の元である活性酸素が原因であり、これを除去する体質改善料理によって病気を回復し、予防もできる」ということを知っていただければ、と思います。

お母さんは家族の主治医。ぜひ、食生活で体質改善ができるホームドクターとして、ご自身やご家族の健康を育んでいただくために、本書がお役に立てれば幸いです。

平成20年5月吉日

神崎夢風

お断り

本書は、学者の専門書ではありません。読者の読みやすさを最優先させ、栄養学的な内容その他につきましても、あくまでも昭和53年からの著者の体験、実践結果よりまとめさせていただきました。

たとえば、活性酸素《かっせいさんそ》や還元水《かんげんすい》などの定義付けなど、専門家のご批判を承知の上で「食医食理念」独自の解説になっています。

食医食　生きるも死ぬも食しだい！　目次

1

なぜ、ひとは病気になるのか

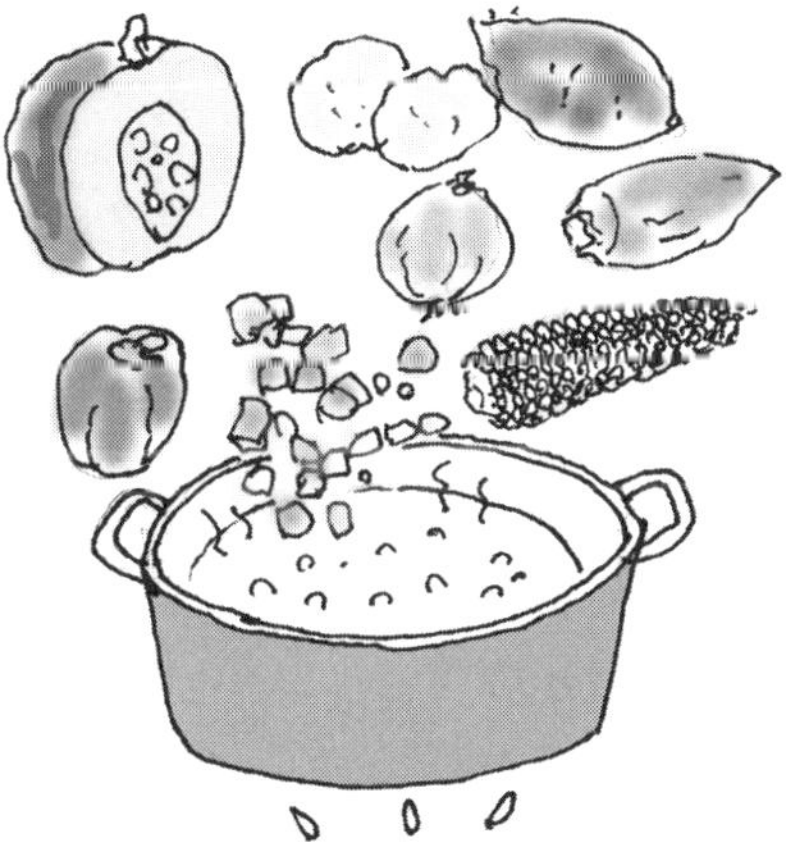

家では続けられない病院の食事内容

「病気がなかなか治らない」「病院やいろいろな治療法を試みたが良くならない」「もう何年間も持病に悩まされている」「ここ数年間薬漬けになっている」「病院の検査では異常がないといわれたが不調が続いている」等々、さまざまな体調不良に悩んでいる人の声をよく耳にします。

体調不良の原因が栄養過多やアンバランスにある場合、食事療法が有効なので、病院等では栄養士によって食事指導が行われます。しかし問題は、栄養士の指導通りの食事（メニュー）は実際には家庭ではなかなかできないということ。現に、私が病院栄養士として研修を受けていた頃、患者さんから次のような訴えを毎日のように聞いていました。

「入院中は食事の心配はいらなかったけど、家に帰ってから食事内容に困った」「糖尿病食もカロリー計算が面倒で長く続かなかった」「料理のレパートリーも少ないのに、家庭で制限食はつくれない」等々……。

当時、私は糖尿病の食事指導を専門にやっていましたが、内心、「栄養士の私でも、こんなやり方では日常生活の中で続けるのは無理だな」と感じていました。

調味料をいちいちスプーンで計ったり、カロリー計算したり、食品交換表を見ながらの献立作成と料理……これでは、専門家でも「もう、や〜めた」となります。

なぜ、このような理想と現実のギャップがあるのでしょうか？

それは、カロリー計算はできても、実際の調理ができない栄養士が多いからです。実際にキッチンで調理をする人が、栄養学に基づいた料理をつくるべきで、そうでなければ、健康や体質改善につながる家庭料理はできないのではないか――。

そんな思いから、もっと誰もが簡単に実践できる食生活の改善指導と、おいしくてからだにいい健康家庭料理を自分で指導できないものかと考えました。栄養士免許と料理師範免許を活かして、「毎日の食事をつくれるやり方を自分なりに工夫・研究し、栄養と料理の両方を指導できるようになろう！」と。

そして、昭和55年、22歳のときに、栄養学に基づいた「健康料理教室」と「体質改善研究室」を自宅で開設することにしました。これは、栄養士免許と料理師範免許の食教育を目指したもので、「栄養学がわかる料理人」を育てるのが目的です。

私自身が、幼児期から病弱だったことも、教室を開く上での大きな動機になっていました。私は、小学校の頃に狭心症《きょうしんしょう》の診断を受け、いつ発作が起きるかわからないので、１人で外出するのもままならない状態でした。中学、高校も家にひきこもって食べてばかりいたので肥満になって、おまけに皮膚疾患《しっかん》にも苦しみながら、人生を悲観して生きていました。

暗くて辛い青春時代、明るい方向への転機になったのは、栄養免疫学との出会いでした（詳細については後述します）。栄養が免疫力を高める。どんな栄養をどのようにとれば、健康になるのか。それがわかれば、病気を予防し、老化を防ぎ、若々しさも保てるに違いない。そんな希望を胸に抱いて進学し、栄養士の資格を取得。その間、自分の体験を通して「食」を見直し、生活習慣を改善する努力を続けました。

その結果、狭心症はみごと完治し、23キロのダイエットにも成功！　皮膚疾患からも解放され、絶好調の健康生活を手に入れることができたのです。

こうして、それまでの知識と経験を活かした教室を開いた私は、毎回、生徒さんの相談に耳を傾けるたびに、専門家が思っている以上に、たくさんの人たちが病気や体調不良に悩み、自由自在にならない自分の体質に本当に苦しんでいることを実感しました。

と同時に、「食」を中心とした体質改善によって、人がこんなにも良くなるという事実も知り、さらに食指導に正面から取り組み、研究を続ける意欲が増していきました。

現代人の食生活の問題を浮き彫りにした「食医学」

実際に、食事指導だけでも体調不良や慢性病が改善していくのに、なぜ栄養士や調理師の健康面での役割が取りざたされないのでしょうか？

実は、日本の栄養学や食指導の研究分野では、現代医学が最優先され、医者は〝神様〟なのに、栄養士は〝調理のおばさん〟のような存在。西洋医学一辺倒の日本においては、いまだに、食は病気の改善にはあまり関係ないと軽視されているのが現状なのです。

一方、東洋医学では古くから「食養生」が重視され、健康維持・回復には食による体質改善が不可欠で、「食医」という食専門の医師もいたほどです。

また、欧米でも、日本より40年も前から「食医学」が研究されています。有名なものは、日本食ブームの火付け役になった、「マクガバンレポート」。これは、世界最高の調査機関であるアメリカ上院栄養問題特別委員会で、委員長であるマクガバン氏によって報告されたレポートです（１９９７年）。

この委員会では、世界中の権威や研究機関の頭脳が動員され、「食事と健康の関係」が調査された結果、現代人の食生活における次の２つの問題が明らかになりました。

①・ガン、心臓病、脳《のう》卒中《そっちゅう》等アメリカでの六大死因となっている病気は、現代の間違った食生活が原因となって起こる「食源病」である。この間違った食生活を改めることで、これらの病気を予防する以外に先進国民が健康になる方法はない。

②・現代の医学は、薬や手術といったことだけに偏《かたよ》り過ぎた医学である。また、この報告書の中で、アメリカのケネディ大統領の一番下の弟であるエドワード・ケネディ氏は「驚くべきことに、医学部の学生達は『食べ物』のことを全く勉強していません。それは、食物学や栄養学の分野に任せてしまっています。人間のからだをつくる材料である『水』や『食べ物』のことを知らなければならない医師が勉強していないのです。こんなバカげたことがあるのでしょうか」といった主旨のことを述べています。

マクガバン氏は、「われわれはこの事実を率直に認めて、すぐさま食事の内容を改善する必要がある」として、いくつかの食事改善の指針を挙げています。これが、伝統的な日本食とほぼ一致していたことから、アメリカで日本食がヘルシーメニューとして見直されるきっかけになったのです。

家族の健康は家庭の台所から

近代の文明を築き上げてきたアメリカにおける偏った食生活そのものが、多くの〝現代病〟を生み出していると鋭く警告したマクガバンレポート。この内容については、日本でも『いまの食生活では早死にする』（今村光一著）等の本でも紹介され、健康問題に関心のある人びとに大きなショックを与えました。

これは、戦後、とくにアメリカ型の生活スタイルを積極的に取り入れてきた日本人の食生活にとって実に深刻な意味を持っています。今の日本では「3人に1人はガン体質」であるといわれています。にもかかわらず、なぜそのような社会になってしまったのかという原因を追求するどころか、ガンの治療薬開発に国をあげて予算を組んだり、今や国民医療費約34兆円という異常な数字となっているのです。

なぜ、昔は少なかったガンという病気を日常的に耳にするようになったのか？

食公害や生活習慣の改善に目を向ける食医学の視点を持たない限り、その答えは明らかになることはないでしょう。

また、ガンという病名ではなくても、抗ガン剤等の副作用による合併症的な病名を死亡診断書に記載されている患者の例も少なくありません。それでもなお、人間が本来持っている自然治癒《しぜんちゆ》力《りょく》や免疫力を上げる力をさらに奪ってしまう薬や治療法だけに依存し、膨大な予算が費やされるのはなぜでしょうか？

持ちきれないほどの薬の袋や、必要以上に繰り返される検査、検査。そして原因を特定しないまま、ただやみくもに対症療法《たいしょうりょうほう》だけに費やされる約34兆円にものぼる膨大な国民医療費。

私たちは、一刻も早くこの異常事態を直視して、家庭レベルで、予防や未病医学に通じる食生活改善や生活習慣改善を実践すべきではないでしょうか。

「家族一人ひとりの健康は、まず家庭の台所から」

そんな食意識で各自が取り組めば、それぞれの家庭で大金をかけずに食医学（家庭医学）が行えます。病気にならないからだづくり、病気になったからだを回復させる食医学は、医師でなくても実践できます。一人ひとりが家庭の中でそれを実行すれば、入院することも、通院することも、薬漬けになることも、からだを切りきざまれなくとも、自分自身や大切な家族の健康を必ず取り戻すことができるのです。

私が「食医食」とネーミングしたのもそんな思いからで、皆さんに「活性酸素除去料理《かっせいさんそじょきょりょうり》」をおすすめしている最大の理由もそこにあります。

万病の元「活性酸素」を除去する食事

巷には、多種多様な健康法や健康に良い料理本などがあふれています。

そうしたものと、私の食医食による指導法は何が違うのかといえば、全ての病気の元にある「活性酸素」に着目して、毎日の食生活の中でいかに活性酸素を除去するかに焦点を絞り込んでいる点です。

今でこそ、活性酸素の害が知られるようになりましたが、私が研究を始めた頃は活性酸素の害に着目していた日本の研究者はごくわずか、しかも、活性酸素の除去を「サプリメント」としてではなく、「料理」という視点から研究し、本来の健康食として提供した人はいませんでした。

一言でいうと、「活性酸素こそ生命の大敵」といっても過言ではありません。それを毎日口にする料理で手軽に除去できれば、病気や不調の最大の予防になり、かつ、健康回復の有効な手立てになるはず——この発想から生まれたのが「食医食」です。

そこでまず、万病の元といわれている活性酸素の基礎知識について述べさせていただきます。

人間は呼吸によって酸素を取り入れ、それをエネルギーに変えて生きています。この酸素がエネルギーに変わる過程で、酸素の数パーセントは活性酸素に変わってしまいます。つまり、私たちは「オギャー！」と生まれた時から、体内に活性酸素が発生しているわけです。

この活性酸素は、酵素の反応を促進したり、細胞内での情報の伝達や、体内に入った細菌等を殺すなどのプラスの役目をもつ反面、過剰に増えると、正常な細胞を傷つけ、からだに悪影響を及ぼします。

過剰に増える原因としては、食べ物などで腸内の悪玉菌が増えた場合（異常発酵で生じる毒性物質）、過度のストレス、電磁波、放射線、紫外線等にさらされた時、タバコ、自動車の排気ガスを吸引した時、発ガン性物質などの薬物代謝の時、アルコールを飲んだ時、病原体が侵入して過度の炎症を起こした時、スポーツ等で大量の酸素を消費した時などで、こうした要因や生活習慣は細胞の酸化、つまり「老化」を早めます。

他にも、水道水の塩素、紫外線、農薬、医薬品、汚染された空気等々によって体内で活性酸素が大量に発生するため、現代人は生活習慣や環境の悪化によって過剰な活性酸素から逃れることのできない生活を余儀なくされているのです。

これが、「活性酸素はからだをサビさせる元凶」といわれるわけです。

からだがサビるということは、細胞や組織を傷つけられ、血液もドロドロのヘドロのようになり、老化を促進し、死を早めてしまうということです。最近の研究では、現代人の抱える病気のほとんど全て（生活習慣病の90％）に過剰な活性酸素が関与していると考えられているのです。

これをいいかえれば、子どもからお年寄りまで、末永く健康を維持するためには、いかに余分な活性酸素を除去できるかにかかっているということです。

たとえば、生まれたばかりの赤ちゃんの肌は、シミやシワ一つない弾力のある細胞を持っていますが、育つうちに活性酸素の元となる食品添加物入りの食べ物を口にしたり、水道水を常飲していると、体内に余分な活性酸素が溜まって肌が荒れたり、アトピーの原因になったりします。

また、激しい運動も大量の酸素が体内に取り入れられ、その分、余分な活性酸素が発生します。それゆえ、健康維持に必要とされているスポーツでさえ、常に活性酸素除去能力をつけていなければ逆に老化を早め、「スポーツ選手は短命」といわれるはめになります。

現在、私はスポーツをして発生する活性酸素を除去すべく、「スポーツ活性酸素除去料理」の指導を多くのスポーツ選手にさせていただいています。活性酸素除去が生命のスポーツ選手は、一般人以上に毎日の食生活に気をつける必要があります。急にスポーツを始めた人が、やせたのはいいけれど、一気に白髪が増えたり、シワだらけになってしまったなどという場合、この活性酸素の悪影響が大なのです。

ですから、健康にいいはずのスポーツも、体内の活性酸素を除去するＳＯＤ酵素（スーパーオキサイドディスムターゼ）の働きが落ちる40代からは、激しい運動は避け、急ぎ足で歩く程度の運動に抑えておいた方が賢明です。

しかし、運動選手たちはそういうわけにはいかないので、活性酸素除去能力をぜひ食べ物で補ってほしいものです。

このように、若い人や一見元気そうな人も、私たちの周りには活性酸素という見えない万病の元が潜んでいることを知り、活性酸素除去が「短命」か「長寿」かの分かれ道になるということをぜひ認識していただきたいと思います。

活性酸素を除去する「食医食」

さて、もうおわかりのように、食医食においては、「食生活で、いかに活性酸素を除去するか」にポイントが置かれています。人間のからだの源である「水」、料理の源である「水」、いろいろな食材と子どものおやつ、補助食品、それらは全て、活性酸素除去が基本となっています。食生活全般の指導だけでなく、毎日の食事メニューや簡単料理法を抱き合わせて指導することによって、できるだけ実践しやすい内容にしてあります。

そして、これらは全て徹底した抜け目のない最新栄養学にのっとった、継続しやすい簡単な方法で、それこそが〝結果〟が出ている最大の秘訣だと自負しています。

私は、活性酸素除去料理研究家、病態《びょうたい》指導栄養士として大勢の生徒さんと接するなかで、ある時から自分の指導の傾向が少しずつ変わってきたことに気がつきました。それは、活性酸素除去料理を「自然薬」として捉えることで、本当の健康料理になるという確信です。

料理学院のはずなのに、どういうわけかいろいろな問題を抱えた人たちが来院してくるという現実。乳児から高校生ぐらいまでの子どもたち、結婚適齢期の娘さん、主婦、高齢者、男性と、幅広い老若男女が生徒として訪れ、名簿を見るとさまざまな不調や病名が並び、それはまるで病院のカルテのような内容になっていました。

　最初は1人の出会いから、その人の家族に広がり、やがて家族全員が指導を受けに来るようになる。ここで、改めて気づいたのが、「病気になる原因は一つ」だということでした。年齢や性別に関係なく、やはり万病の元は活性酸素だった！

　生まれたばかりの赤ちゃんが全身アトピーだった場合、そのお母さんがガンであっても、またそのご主人が糖尿病であっても、全ての原因は一つ、すなわち活性酸素だということです。

　活性酸素は別名「酸素毒」と呼ばれています。アトピーは酸素毒が多いガン体質の予備軍といわれ、同じ食生活をしている家族は何らかの病状を持っているこ

〈指導前〉

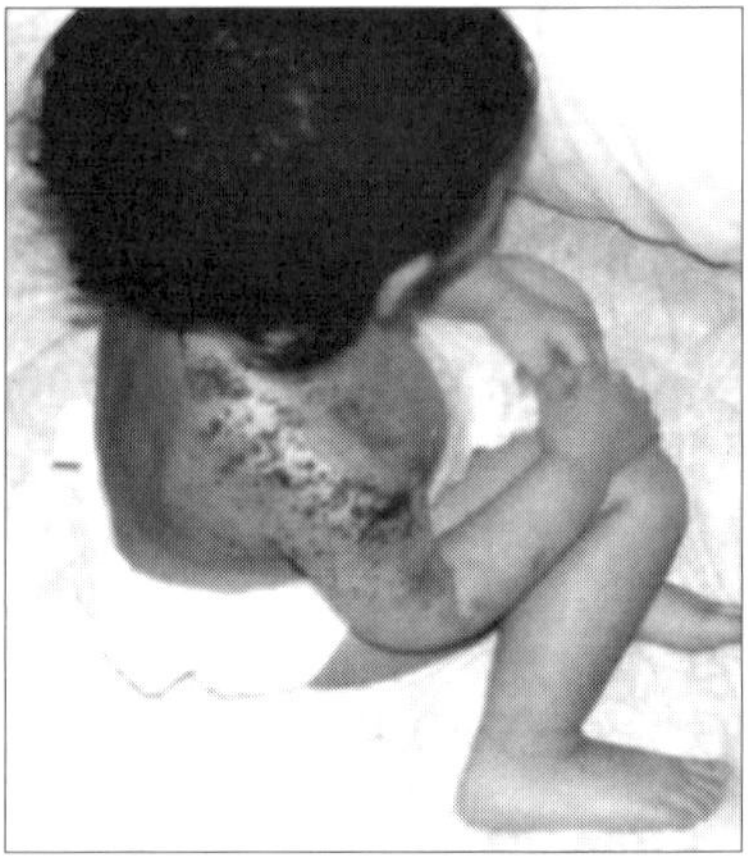

3ヵ月後

〈指導後〉

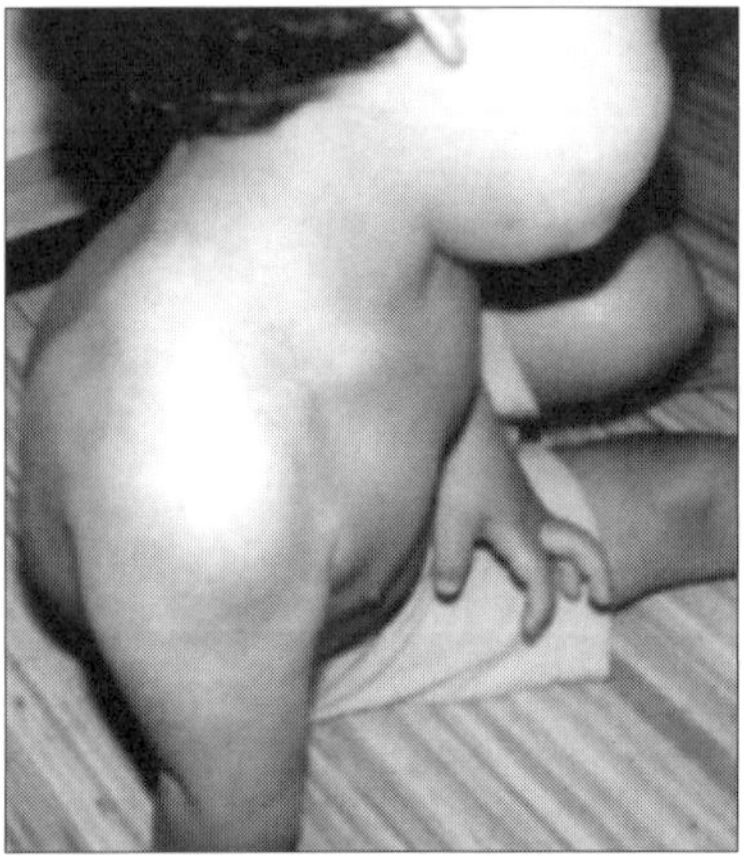

とが多いといわれています。

実際、相談者の中には、右ページの子どものようにアトピーで悩む人たちも少なくありませんでしたが、病院で完治しないといわれていた場合でも、食医食の指導によって驚くほど改善しています。

食医食の実践によって、なぜ誰もが驚くような健康と美容を取り戻していくかというと、それが血液から改善できて、リバウンドのない、根こそぎからの体質改善だからです。

この本でご紹介する「活性酸素除去料理」や「活性酸素除去水（還元水《かんげんすい》）」「安心安全の食材、おやつ、ジュース、ドリンク」等を使って食生活を改善していただければ、必ずそれを実感していただけると思います。

それまで、からだの悩みのために外出もおっくうになったり、職場の人間関係や家族関係まで悪くなったり、またファッションの楽しみもあきらめ、陰にこもって自分を追いつめていた相談者が、数カ月の体質改善後、別人のように明るい笑顔になり、病気だったことが嘘のように見違えるほどイキイキとした表情に変わっていく——それが私の何よりの喜びです。

病気や不調に悩む日々が続くと、精神的にも落ち込んだりイライラして、病気の症状や周囲との関係がさらに悪化するという悪循環に陥りやすくなります。また、最近キレる子どもや大人たちが増え、社会状況もどんどん悪くなり、実のある「食育」の必要性が叫ばれるようになりました。

そこで、私なりに全国にメッセージを送っていかなければと思い、世の中のニーズに応える形で、数々の健康雑誌の連載や講演会、健康家庭料理講習会、栄養講座などの仕事をさせていただくようになりました。この本も、私の指導歴約30年間の集大成として、家族全員で読んでいただきたいという思いから生まれました。

「体調が悪ければ病院へ」「悪いところは即手術してとればいい」「薬さえ飲んでいれば大丈夫」等々……これらは、もう過去の話。これからは、家庭の主治医であるお母さんが、「家族の体調が悪ければ食事を見直し」「より健康で若々しさを保つための健康食を提供する」、そんな食医学の担い手になっていただきたいと切に願っています。

病気になりやすい人、なりにくい人の違いとは？

では次に、病気と体質の関係についてみていきましょう。

一見、幸せそうに見える人たちも、じっくりと話を聞くと、語り尽くせないほどさまざまな悩みを抱えているものです。

青春のシンボルといわれたニキビ、アレルギー体質のアトピー、花粉症でお悩みの人、ちょっとした傷でも治りにくい人、すぐに風邪をひく人、最近めっきり白髪が増えた人、ハゲてきた人、太ってきた人、やせてすっかり目が落ちくぼんだ人、生理が不順な人、子どもがなかなかできな

病気になる体質はこうしてつくられる

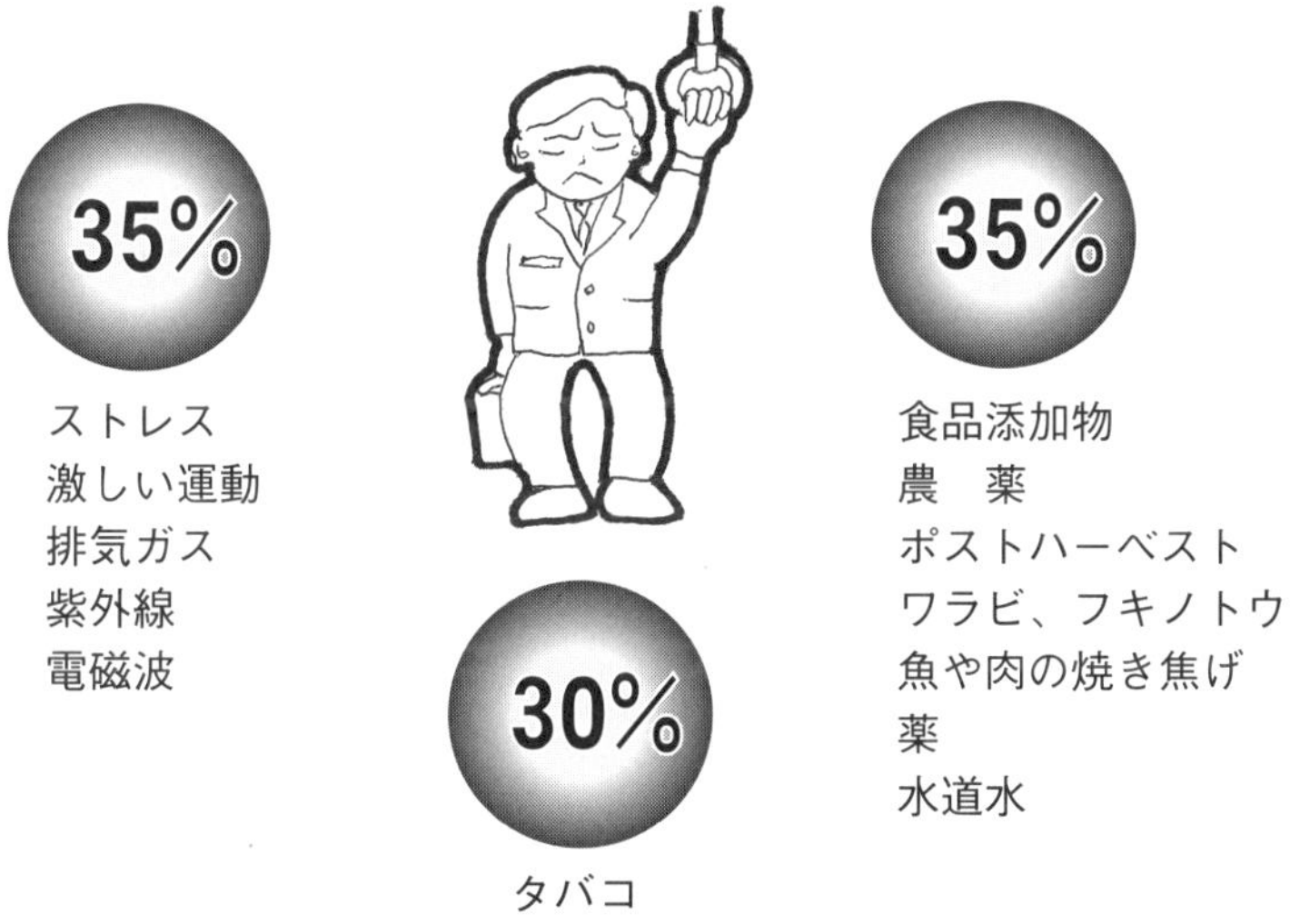

い人、血圧が高い人、心臓が弱い人、乳房にしこりがあり悩んでいる人、便秘症の人、痔で悩んでいる人、めっきりシワ、シミが増え、老け込んだ人、二の腕のたるみが気になっている人、お腹が浮き輪のようになって気にしている人、三段腹とのつき合いの長い人等々、例を挙げればきりがありません。

では、なぜそのような症状や体調に「なりやすい人」と「なりにくい人」に分かれてしまうのでしょうか?

それは、その人がお母さんのお腹にいた時からつくられてきた、「体質」があるからなのです。その人の体質は、出産前にお母さんがどんなものを食べ、出産後、どんな食生活を送っていたかによって、その良し悪しが決定づけられます。

病弱な人はいつも病弱、元気な人は風邪一つひかない元気者。とても老化が目立つ人と、いつまでたっても若々しく、ハツラツとしている人。こうした差も、全て長年の間に培《つちか》われてきた「食生活」と「生活習慣」で決められているのです。

お母さんとあなたを結ぶへその緒は、とても大切な役目をしています。つまり、こういうことです。

お母さんのお腹の中で宿った受精卵の97%は水分です。それから、お母さんが食してきた毎日の「水」と「食べ物」によって、十月十日《とつきとおか》かけて細胞や血液ができ、酸素が送られ、栄養分が送られ、赤ちゃんという形になってこの世に生まれてきたのです。

生まれてからもお母さんが口にした食べ物が材料となって母乳となります。この母乳を口にして育ち、離乳期からも、お母さんのつくる食事であなたは育てられ、その集大成があなたの体質となり、今現在に至っています。

要するに、病気になりやすい体質かそうでないかは、基本的に、お母さんがどんな食生活や生活習慣をしていたか、そして本人の成長過程でどんな食生活や生活習慣を続けていたかによって決まってくるのです。とはいえ、体質は永久に変わらないものではなく、自分で意識的に改善することができます。

その方法が、からだをつくる食事による体質改善で、私の長年の研究と経験からいえば、万病の元となる活性酸素の除去が最大にして最善の方法です。活性酸素を除去できるように体質を変えることができれば、誰でも「病気になりにくい人」になれるはずです。

病気はあなたの生活習慣から起きている

病気にはいろいろなものがありますが、万病の引き金といわれていた「成人病」が数年前より「生活習慣病」と呼び名が変わりました。ほとんどの病気がこの生活習慣病から始まっているといっても過言ではありません。

栄養士である私は、この新聞報道を目にした時に思わず「ヤッター！」と叫びました。この生活習慣病は誰にでもわかる名称で、さらに指導がしやすくなるからです。

「原因はあなたの生活習慣にあるのです。その原因をさらに掘り下げて考えるなら、生活習慣病の原因といわれている活性酸素に着目し、その原因をなくせば結果も改善され、病気とは無縁になれるのです」

そう皆さんに簡単に伝えることができるようになりました。

では、どんな生活習慣が病気になる体質をつくるのでしょうか？

「病気になる体質はこうしてつくられる」のイラスト（25ページ参照）をご覧ください。この中で、あなたにとって改善が必要な生活習慣はいくつあるでしょう？

私が指導をする際も、まずこの質問から入ります。

タバコ20万本説

●世界保健機関（WHO）の発表。

タバコがなければガンの1／3はかからなくてすんだだろう。

●吸ったタバコの総数が20万本になったら肺がんになるという意味です。

吸い始めた年齢

●1日20本の場合 □ 歳＋30年＝ □ 歳

●1日40本の場合 □ 歳＋14年＝ □ 歳

禁煙を始めて→5年で吸わなかった人とほぼ同じレベルに戻ります。

そして、タバコを吸う方なら、ここにある「タバコ20万本説」の話をします。これは吸ったタバコの総数が20万本になったら、肺ガンになるという説です。あなたがもしタバコを吸っていたとしたら、この図のどちらにあてはまりますか?

検査で発症を確認する場合、ガン細胞から腫瘍《しゅよう》になるのに15という数字をプラスした年齢がガンにかかる可能性の最大年齢ということです。

したがって、この計算によると、1日20本の場合、15歳で吸い始めたとしたら、＋30年で45歳。1日40本の場合なら、29歳で肺ガンが発症することになります。

でもよく考えてみてください。若い頃からタバコを吸っている80歳のおじいさんが、プカプカ、タバコを片手に元気でお酒を飲んでいるのを見かけたことがあるでしょう。

何十年も吸っているのに、そのおじいさんはどうして肺ガンになっていないのでしょう？

これが食生活を通しての「活性酸素除去」につながる実証です。

この点に関して、私は学生の頃にある調査をしたことがあります。それは長寿村の食生活の実態調査でした。

福岡県にからだに良くない水道水を使用させないという村長さんのいる村があり、その村の人たちの食生活を調査した時のことです。

この村一帯は、水道水は活性酸素を増やしてしまうということで電解水《でんかいすい》（次章で後述）の設備を整え、飲用水と料理に使用させている当時としては珍しい村でした。電解水という活性酸素除去水を使用し、食べ物もその水で作った味噌汁、その水で煮炊きをした有機野菜、その野菜を使って作ったゴマ和《あ》えなどの手作り料理です。

調査の結果、生活習慣の基本である食習慣が、喫煙者のタバコの害を消去し、禁煙をしていない人たちでも長生きをしているというデータがあがってきました。つまり、タバコを吸っているご老人も、活性酸素除去食によってタバコによる活性酸素の害を消している可能性が高いです。

ですから、私の食指導では、無理やり禁煙をすすめたことはありません。喫煙者に強引に禁煙をさせるのはかえってストレスとなり、「ため息一つで活性酸素が十兆個増える」といわれるくらい多量の活性酸素が溜まるので、逆効果だからです。

私のモットーは、「継続は力なり」「継続は結果なり」。なので、個人個人に合わせて無理なく続けられる方法をおすすめしています。

病気には必ずサインがある

ほとんどの病気には、必ず予兆があります。

もちろん、病状が短時間に出てくる場合と、数日間、長々とかけて注意信号を送ってくる場合と個人差はありますが、いずれにしても発症前には何らかのサインがあるはずです。

第一段階のサインは、「頭痛があった」「お腹が痛かった」「動悸がしていた」「気分が悪かった」「微熱が続いていた」「めまいがしていた」「夜、眠れない日が続いていた」「吹き出物が出ていた」「下痢をしていた」「便秘だった」「肌がかゆくなっていた」などです。

突然死につながるといわれている、脳梗塞《のうこうそく》やくも膜下出血《まくかしゅっけつ》、心不全《しんふぜん》、心筋梗塞《しんきんこうそく》なども、突然起きる病気だと勘違いする人がいますが、これらにも必ず兆候はあったはずです。

したがって、第一段階のサインを見逃さず、生活習慣の中ですぐにその原因を取り除くことが大切で、それができれば事前に解決がつく場合がほとんどです。

人の命は儚《はかな》いものでもないし、人はあっけなく死ぬのでもなく、本来、人はなかなか死ねない生き物なのです。なぜなら、誰もが自ら治ろうとする自然治癒力や免疫力を持っていて、それが正常に働いていれば、基本的に大病をしたり、若い時期から老化現象が出ることはありません。

逆にいうと、当たり前に回復できる力を奪っている張本人が、過剰な活性酸素。ですから、多少不調のサインを感じたとしても、活性酸素除去能力さえ高めれば、自然に治癒力、免疫力は上がってきます。要するに、病気にならないためには、体内のサビ止め効果を高めればいいわけで、それにはできるだけサビ止め効果の高い食をとるということです。

現代医学に携わっている方々には大変申し訳ないのですが、私は医師も栄養学や栄養免疫学を学び、活性酸素についても、もっと研究されるべきだと思っています。確かに新薬の開発や手術の技術もとても重要なことですが、病気になった人に、再発しないよう、家庭医学の視点から生活習慣に対する具体的なアドバイスを患者にしてほしいと強く願っています。

一つの薬で危険を回避することも大切ですが、活性酸素除去という対処法でもどれだけ多くの人たちの命が救われるか――私はこの30年近く、身をもってそれを休験し、確認してきたからこそ、声を大にしていいたいのです。

最新医学を施す病院と、免疫を高める家庭医学（ホームケア）の連携プレーができれば、アメリカのように代替療法家や栄養士の評価もより高くなるでしょう。

私の青春を奪った最悪の体質

ではここで、病気になっていく体質について、私自身の体験を例にお話ししておきます。

私は、今でこそ何の問題もない健康な人間ですが、子ども時代はとても病弱でした。

前述したように、小学校の頃に「動作性狭心症」と診断され、動き回ると動悸が激しく、苦しくなり、そのためあまり運動をしなくなりました。

小学校時代は、無気力で食欲もなく、ガリガリにやせていました。それが、中学生になると、運動をしないうえに家で出される食事は全部たいらげるようになって、肥満になりました。吹き出物やニキビにも悩まされ、さらに家にひきこもる状態。あげくの果てには過食症となり、食べては吐く、食べては吐く、と家族に多大な心配をかけていました。

「キャベツだけ」、「リンゴだけ」、「パイナップルだけ」、「コンニャクだけ」、「ワカメだけ」、と無知な私は、自分のからだをさらに過酷な状態へと追いやっていました。「チビ、デブ、ブス」それが私の代名詞だと思い込み、精神的にもずいぶん参っていました。

高校生になると、体重が70キロ近くにまで増え、通学することすらおっくうで、やる気も消え失せ、学校も休みがちになりました。体操着になれば、まるでドラム缶、太ももは、ももズレでいつも真っ赤にはれているし、二重あごに落ちそうなホッペと、自分でもうっとうしいと思うほどの姿に。いすに座ると、ウエストがお腹の周りのぜい肉にくい込み、ブラジャーと下着のゴムでボンレスハム状態……。

さらに悩みの種となっていたのが、私の通っている学校に、国語の教員として父が勤務しており、3年生には兄がいて、同じ学校に家族3人が通っていたのです。

学校を休めば、担任が父の友人だったこともあって帰りに家に立ち寄るので、落ちていく成績は父に筒抜け。学校行事に出なければ、兄が「今日もいなかったよ」と母に連絡。からだの悩みや不自由さに加えて、気持ちも塞ぎ、恋に胸をときめかせることもなく……生きる楽しみもなく、将来の夢も見つからず、消えてなくなりたいと思っていました。

食生活も必要な栄養素がとれていないので代謝が悪くなり、便秘が続く日々。あまり食べていないはずなのに、小太りのようなむくんだからだで、水も当時は水道水だったので、口にしていた全ての食が活性酸素を多量に発生させている毎日でした。

当然、血液も汚れて内臓も不健康になり、それはすぐに肌にあらわれてきました。吹き出物とニキビのオンパレードです。体質が狂っていく中で、自覚症状もさらに明確になってきます。

便秘が1週間も続き、吹き出物やニキビの炎症もひどくなり、精神的なストレスで胃まで痛くなり、栄養のバランスの悪さからホルモンバランスが崩れ、生理まで止まりました。こうなると、もはや病気の域。ここまでくると、発熱が起きます。頭痛、めまい、吐き気とさらにエスカレートして、フラフラして歩けない状態になってしまいます。

これは、まさに毒（老廃物《ろうはいぶつ》）を外に出すことができず、体内にこもらせてしまって悪循環に突入した最悪な体質。新陳代謝《しんちんたいしゃ》（新しい物が古い物と次第に入れ換わることで、生存に必要な物質を体内に取り入れ、用済みとなった古い物質を体外に出すこと）が最悪の状態になってしまった結果です。

父が教えてくれた「食」の意味

このような最悪な高校生時代を過ごして、さあ卒業となった時期、進路部長だった父が全生徒の進路相談にのっていたので、私も対面。この時の父からのアドバイスが、その後の私の人生を大きく変える転機になりました。

父は家庭の中で、いかなる時にも子どもたちを責めることなく、どんな時でも手を止めて、同じ目線になって時間をかけて会話をしてくれていました。

登校拒否気味の私に向かっても、どなったことはなく、「行きたくなったら行けばいいよ」「今、こんな時期でも時が過ぎれば状況は必ず変わるから、ガンバレ！」といってくれていました。両親とも教員でしたが、一度も「勉強して、いい学校に入って、いい仕事に就きなさい」などといわれたことはありませんでした（当時は、私のことで本当に父に居心地の悪い思いをさせていたと、申し訳なく思っています）。

「自分のやりたいようにやればいい」「人間、一つだけでも人に負けないものを持つと自信となり、自信は勇気になるから、人生、強く生きていけるからね」などと両親から励まされ、心の栄養をたくさん与えられてきました。

また、現代国語、古文、漢文を教えていた父は、よく言葉を例に出しながらいろいろなことを伝えてくれました。

「〝大変〟という字は、〝大きく変わる〟と書くだろう。だから、今、〝大変〟な思いをしているのならば、〝大きく変われるチャンスの時、ラッキー！〟と考えてみるのもいいものだよ」と。

高校卒業後、進路をどうするのか岐路に立っていた私は、この苦悩の日々から何とか脱出しようと考えました。父がいうように、「大きく変われるチャンスと思えばいいんだ」と。

父は、さらに私に貴重なアドバイスをくれました。

「〝食〟という字は〝人を良くする〟と書くだろう。だから進路選択をする時に、自分のからだにも関わる〝食〟の世界を学ぶのも、ひとつの人生かもしれないよ。食物栄養学科という科があるから、自分のためにも、人のためにも役立つ栄養学を目指してみたら」

そうアドバイスしてくれたのです。

私は何の迷いもなく、父のアドバイスを素直に聞きました。

体質や体調は最悪でも、両親の愛情のおかげで、心までは冒《おか》されずにすんでいたのが何よりの救いでした。

これが、18歳からの、私の体質改善のスタートでした。

栄養福袋

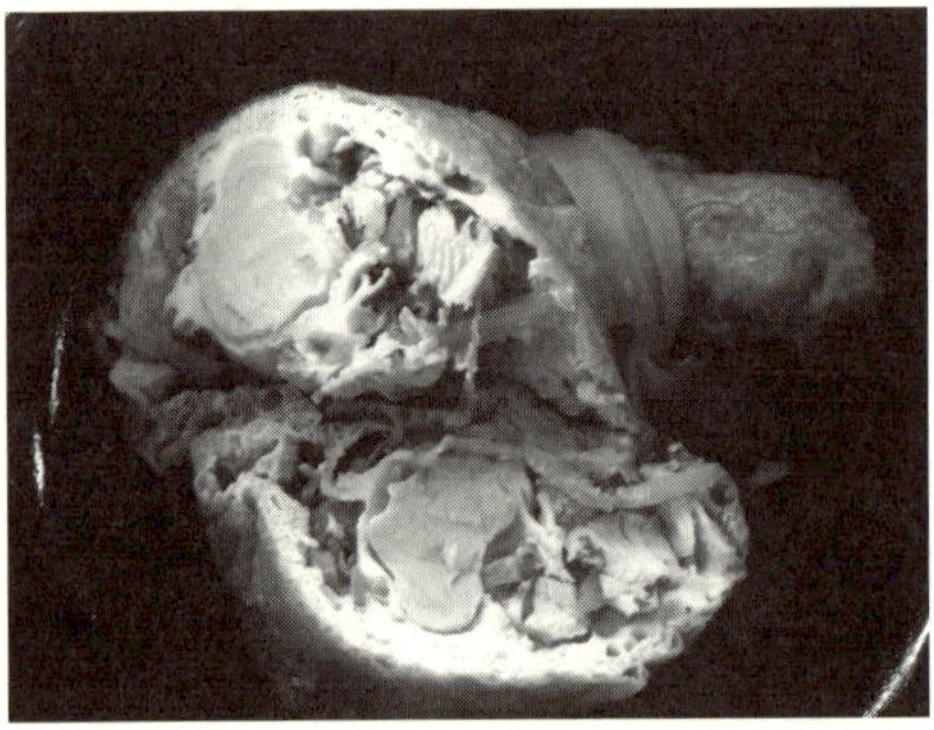

材料（４人前８個分）	
油あげ（長方形大）	８枚
卵	８個
もやし	50g
人参	30g
ささみ	35g
万能ねぎ	３本
生しいたけ	２枚
かんぴょう	４本

調味料Ａ	
だし汁	３カップ
きび糖	大さじ3.5
しょうゆ	大さじ3
酒	大さじ3
みりん	大さじ1.5
食医食調味料	少々

①
油あげの上ですりこぎをコロコロ転がし空気を入れた後、ゆでて油抜きをします。

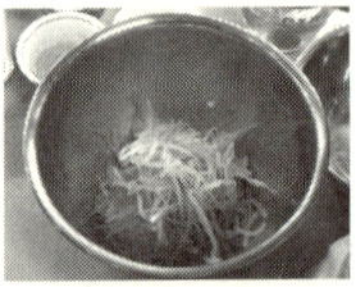

②
ゆでて冷ましておいたもやし、千切り人参としいたけ、万能ねぎをボウルに入れ良く混ぜ合わせます。

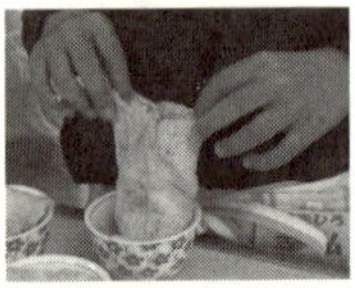

③
油あげの底に②を少し入れ、卵を流し入れてから、上にも少々②をかぶせて、かんぴょうでしばります。

油あげに卵を入れる時は茶碗などに入れて、固定させ上から流し入れます。

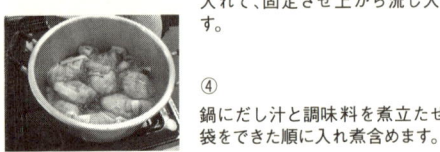

④
鍋にだし汁と調味料を煮立たせ、福袋をできた順に入れ煮含めます。

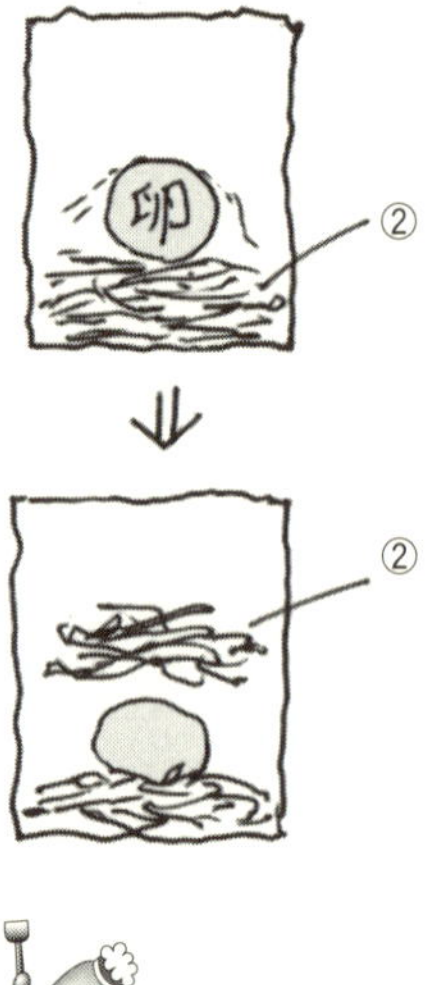

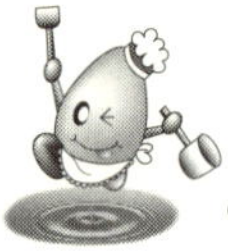

ここがポイント

油あげは湯通しの前にすりこぎで上を何度か転がします。この作業をやらないと油あげが破けてしまいます。

2

いろいろな病気は「活性酸素病」だった

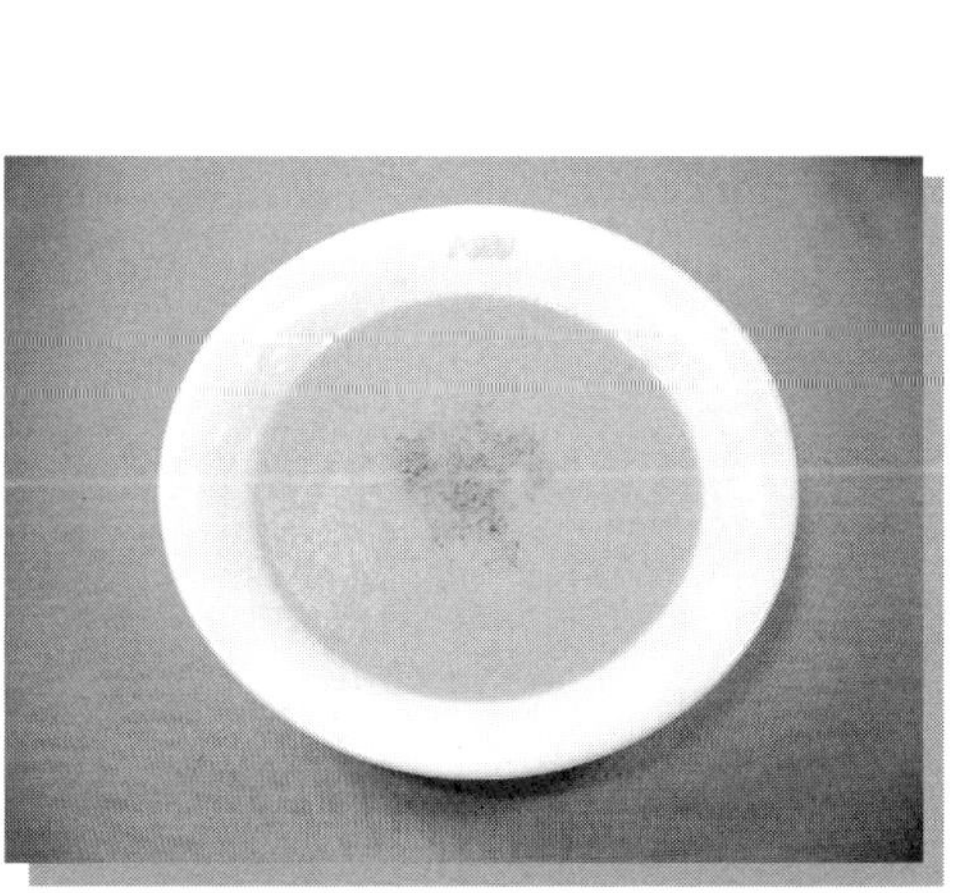

乱れた生活習慣とストレスが病を引き起こす

前章では私の思春期の頃の体験について述べましたが、その後、生活習慣が乱れると再びからだに不調が訪れることを、身をもって知らされた体験があります。

それは、私がさらなる活性酸素除去《かっせいさんそじょきょ》料理の研究にのめり込む理由となった、昭和62年の時の出来事です。

ある朝、目を覚まそうとしてもまぶたが開きません。からだ全体に熱い違和感があり、むずかゆい感覚もあります。何が起きているのか分からず、這《は》うようにして洗面台の前に立ちました。目ヤニがノリのようになってまつ毛と目の下の肌にピッタリとつき、なかなか開けることができません。

そっと水で目をこすり、うっすらと目を開けてみました。鏡の中にいる自分を見てぼう然！なんと顔一面に、粒のように大きな水疱《すいほう》ができていたのです。

とくに目の周りがひどく、まぶたの上を押さえてみると、まぶたの内側にもできており、鼻の中から口の中、耳の中、そして髪の毛の中まで水疱が見られたのです。

すぐに総合病院にかかったところ、神経性水疱症と診断され、皮膚科と眼科の医師が来て、「ヘルペス性のものであれば失明する危険もあり、脳炎を起こす可能性もあるので、すぐに入院して新薬を投与しましょう」といわれました。そして、朝・昼・晩・夜中と1日4回、合計56本の点滴を受けました。

7年前から食の指導を仕事にしていた私が、なぜ病気になってしまったのか？

当時、私は健康に自信があっただけに、本当にこの出来事には大きなショックを受けました。食のプロ、栄養学のプロでも、生活習慣が乱れてくれば病に倒れるという事実。当時、子どもが2歳と5歳で、まだまだ手がかかる時期。子育てと家事に追われる一方で、テレビ番組のレギュラー、新聞の連載、青年大学や市民大学などの連続講座の講師と、仕事は重なるばかり。睡眠時間は毎日4時間でした。

疲れ果てて食事ものどを通らないありさま。「忙しい」という字が、まさに心まで亡くしてしまうことを示しているように、ストレスの容量オーバーとなっていたのです。

この時期、私にとって最も大きな心のストレスは、母子家庭になったことでした。結局、食で活性酸素を除去していたよりも、それを上回る活性酸素が私に襲いかかってきた結果だったのでしょう。生活習慣の乱れと過度のストレスは、病気を引き起こす一番の要因なのだと、この経験で改めて思い知らされました。

酸化したものは還元すればいい

入院から2週間目、私はまだ完治していないのに、無理やり退院しました。なぜなら、病院で出される薬も大量の活性酸素を発生させてしまうことを知っていたからです。

病院は対症療法《たいしょうりょうほう》を受けるところ、そう考えていたので、一応症状を抑えてもらって、他に原因がないかどうか一通り検査を受ければ、後は自分自身の自然治癒力《しぜんちゆりょく》や活性酸素除去能力に賭けてみようと決めていました。

それゆえ、お医者さんには内緒で、点滴以外に処方されていた飲み薬、1回7錠×1日3回、それを2週間分、合計で２９４錠の薬を飲まずに隠してとっておきました。

人を治すべき薬が、「毒をもって毒を制す」とばかり過剰になると、大量の活性酸素を体内に発生させてかえって悪くなりかねないと考えたからです。その時の薬は、いまだにカビも生えず現存しています。

私は、平然と薬を日常的に飲み続けている方々に、この時の薬を見せてその量の多さを実感していただき、薬を過剰に飲まなくても完治できた実例としてお見せしています。

それにしても、さすがは化学薬品。21年の年月が経っても腐りもしないのですから、考えようによっては恐ろしいものです。

水疱の水ぶくれが、破れておさまってきたのを見計らって、私は次なる行動をとりました。スカーフでほっかぶりし、深い帽子をかぶり、サングラスをして、見るからに怪しい格好で飛行機に乗り、活性酸素研究の権威者である医学博士のもとを訪ねました。

事情を話すと、その先生は「ニヤリ！」と笑みを浮かべました。そして、きっぱりとこういっ

“毒をもって毒を制する”の医療と水道水

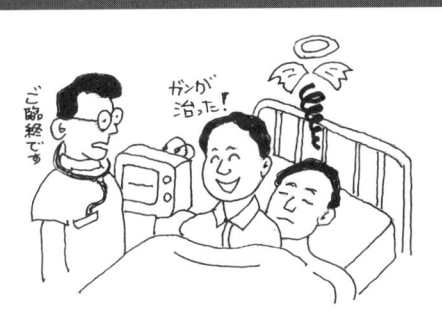

医療　制ガン剤の毒性と放射線治療の障害で、本人が衰弱、死亡することが頻繁にある。そこで死後解剖して、腹部のガンが縮小、あるいは、消滅していれば治療は成功したことになっている。

（3時間待って3分診療の言葉を流行させた水野肇氏「医学と人間より」）

水道水　塩素という最初の毒ガスとして、ナチに使用された危険な物質を大量に投入する必要に迫られ、結果的に発ガン性物質のトリハロメタンが発生する。

てくれたのです。

「あなたは日常の食生活が充実しているから、体質はすぐに戻せるはずです。今のあなたは、酸性雨が一気に降って急激にサビてしまった自転車と同じ。酸性雨の量が集中豪雨で大変だったのですね。だから、からだが一気に酸化してしまった。でも、酸化したものは、還元してあげれば元に戻ります。活性酸素は酸素毒だから、還元水《かんげんすい》をたくさん浴びるほど飲んで、還元水を使った食事を口にしていれば病気も完治するし、きっと、あなたはとても若返ってしまうと思います」

この先生との出会いが、栄養士としての私の人生の大きな転換期となり、この時、人間が病気をしたり老化するということが、酸化、すなわちサビることと同じなのだと学問的に学びました。その間の経過は省略しますが、この時に、還元作用があり、酸化防止作用がある還元水というものがあることも知りました（還元水については4章で後述します）。

この体験で、再び父の言葉がよみがえってきました。

「大変な時こそ、大きく変われるチャンス！」

この出来事があったからこそ、還元水の研究を追及し、この水を使っての体質改善、料理の研究に打ち込むきっかけが得られたのです。

酸化を引き起こす本当の犯人は？

また、入院中の体験は、私にとって、とても大きな気づきを与えてくれました。

病気になるということは、人格まで失うような感覚に陥ることなのだ、と。

とにかく、自分自身のあり方を含め、全てが情けなくなって泣けてくるのです。

情けなくなった原因の一つに、病院側の患者に対する接し方もありました。

私が入院した大学病院は、患者数も多いこともあってか、「人間」としてではなく、「物体」を扱うような事務的な感じで1日が過ぎていきます。もちろん、病院によって違いはあるでしょうが、毎日検査が続き、「それは必要ないのでは？」と思うようなものまでされ、まるで自分が機械の部品のように扱われている感じが否めませんでした。

これでは、健康な人でも心身が病んでしまい、病人はますます弱っていく——そんな感覚を覚えたのです。もしこのまま副作用が出て、明日の朝そのまま逝ってしまったらどうなるのだろう……などと、たった2週間でもとても精神的な苦痛を感じました。

そして、悲しいかな、若い看護師の対応にもついていけない自分がいました。フレンドリーな感じを出すためなのか、言葉使いが目上、目下関係なく、妙に軽いものでした。観察をしていると、年配の方に対しても敬語ではありません。

「ごはん食べた？」「針、チクッとするけどごめんね！」「血圧異常ないからねー」「トイレ歩ける？」自分より若い人にこんな風にいわれると、あまり気分のよいものではありません。

まして、これが社会的に地位や名誉のある男性で、しかも娘さんのいるような年齢の方ならどう感じるでしょうか？　おそらく、そんな風に扱われたら立つ瀬がないし、プライドを傷つけられて余計に病状が悪化するのではないでしょうか。この調子で下の世話までやられたのでは、ストレスが高まって苦痛の限界だろう。そんな看護や介護のあり方まで考えさせられました。

そんなこんなで、入院中もストレスが溜まるばかり。それでも、私の場合は命にかかわる病気ではなかっただけでも幸せで、もしも助からないと分かった病気だったら、入院生活はきっと発狂するくらい辛いものだったろうと思います。

人が病気になる一番の原因は活性酸素に違いありませんが、見方を変えると、一番の真犯人は

「自分自身」ではないかと思っています。

なぜなら、偏《かたよ》った生活習慣を変えるか否かも自分、口にする物を真剣にチェックして、ちゃんと頭で考えて選択をするかどうかも自分、病気の原因をしっかり理解して、その原因を排除できるかどうかも自分次第。

要するに、病気に至る最終的な原因は、どう行動するかの自分自身だからです。

活性酸素の害を唱えていたはずの私が……

病気になる体質になるのも、余分な活性酸素を溜め込んだ結果病気になるのも、自分次第。その意味では、食生活の改善とともに、精神的なストレスのケアも自分自身の問題です。

ストレスという目に見えないもののコントロールがいかに難しいか、もう一つ私の体験を例に挙げたいと思います。

6年ほど前のこと、私は生まれて初めて救急車に乗りました。子どもの事故で乗せられたことはありましたが、自分自身が酸素吸入を受けながら搬送されたのはその時が初めてです。その時も、「活性酸素除去を唱えている人間がこれではしめしがつかない」と自己嫌悪に陥り、家族からも批判されました。それでも、ストレスとの戦いがいかに難しいかの実例になると思うので、恥を忍んであえてその時の状況を書かせてもらいます。

平成14年7月のある日、私は打ち合せをすませた後、電車に乗るために新宿駅に向かっていました。歩道を歩いているうちにからだが浮いてくる感じがして、目まいがしてきました。「アレ……おかしい、もしかして脳梗塞《のうこうそく》？　まずいな、どうしようか……」と、そのうちに歩く振動で頭痛がし始めました。

歩くたびに、頭に釘を打ち込まれるような激痛です。「もしかして、もうここで倒れるかも……こんな人ごみの中で？　どうしよう……とにかく、横になりたい、横にならなきゃ……」「通りすがりの人に救急車を頼もうか？　でも救急車で病院に運ばれて、ただの睡眠不足だったらシャレにならないし、仕事仲間にも迷惑をかけるし、自己管理できない指導者と思われても困るし……しかも、明日は大切な打ち合わせだし……」

短い時間の中でいろいろなことが頭の中を駆け巡りました。そして、何とかすぐ横にいたタクシーに倒れ込むよう乗り込みました。自宅まで約30分の道のりでしたが、ずっと後部座席に横になったまま帰宅しました。

自宅に着いても、自分でこの状況を否定したくて、「ちょっと横になれば、きっと大丈夫、大丈夫」と自分に言い聞かせるようにベッドに転げました。

「私が倒れるはずがない。食生活はバッチリだし、水も還元水（活性酸素除去水）を浴びるほど飲んでいるし、万病の元は毎日除去しているから……」と、心の中で自分勝手な言い訳をしていました。

翌朝、仕事で東京駅から新幹線に乗る予定だったので、お土産に持っていくお菓子を早朝に焼くよりも、その日の晩に焼き上げようと、しばらく休んでからキッチンに立ちました。ところが、数分も経たないうちに、「もう……ダメ……まずい……」と思うや否や床に崩れ落ちました。首を少し動かしただけで、頭の中身が全部出てきてしまいそうな激痛で、鈍い音がした気もしました。胃液が上がってきて、激しくもどしました。

「お母さんもうダメみたい、救急車をお願い……」

２人の子どもに付き添われて、近くの大学病院に運ばれました。それから、ＣＴやレントゲン検査を受け、即、入院となり、病室に入ったのが夜中の１時近くでした。「あぁ、ＣＴやレントゲンなんてとんでもない、レントゲン１枚撮ると活性酸素がからだ中を駆け巡って１年半も寿命が縮むといわれているのに……。これはまずいな……。それにしても、仕事がビッシリだから休むわけにはいかないのに……。スタッフに連絡をとらなきゃ……明日のスケジュールはどうなる？」と動揺していました。

からだに大きなダメージを与えていた「ストレス」

頭が痛いはずなのに、次から次にいろいろなことを考えてしまって、やがて夜が明けてきました。早朝７時から検査が始まり、１日の検査だけでもうクタクタ。病室に戻って、すぐに還元水を飲んでぐっすり眠りました。

　１日４本の点滴を打たれていたのですが、体内に薬物が入れば入るほど、解毒・排毒のためにと毎日浴びるほど還元水を飲み続けました。そして３日目、検査結果が出たようで、担当医が病室にやってきてこういいました。

「頭を使われるお仕事ですか？」

「はあっ？」

「頭が疲れていますよ」

「えっ？」

「脳がむくんでいますよ」

「ええっー！」

　わかりやすく伝えてくださったのだと思いますが、髄膜炎《ずいまくえん》を「脳がむくんでいる」と説明されたので、面白い先生だと思いました。原因は、オーバーワークによる過労だったようです。とにかく、その頃は仕事に夢中で、睡眠時間は４、５時間。２人の子どもの母親としての役目、さらに、仕事の責任が重なって土・日も休まず、睡眠時間以外は全て働いている状況でした。

　新規事業を抱え、他にも数社の大手企業から大きなチャンスをいただいていました。本の執筆、料理本のレシピ原稿、幼児教育の絵本製作、教材、テキスト制作、それに「活性酸素除去料理・お菓子」の製品化の試作調理に追われる毎日。テレビ番組にも出演していました。

過労でも、夢が現実となる楽しさで、私は時間も忘れるほど夢中になっていました。しかし、その間にとどめの事件が起きたのです。「生き馬の目を抜く東京」とは聞いていましたが、この楽しみにしていた新規事業が、最初から仕組まれた詐欺だとわかり、それに気づいた時には、もう大金を出資した後でした。誰にもいえず、1人で悩んでいました。

今思えば、この大きなストレスで活性酸素が急激に、異常に増えたのだと思います。

この体験によって、ストレスは目に見えないだけに本当に怖いものだと身にしみました。そして、ストレスは自分でコントロールするしかないという現実も。

大きなストレスは、いつの間にか膨大な活性酸素を蓄積し、病魔を呼ぶのです。

ですから、病気になった原因が見当たらない時には、誰の目にも見えないストレスを疑いましょう。ストレスは、ため息一つで10兆個の活性酸素を発生させていることをぜひ覚えておいてください。ただし、ため息が悪いのではなく、ため息をつくような出来事が身の回りで起きていることが問題なのです。

睡眠不足もストレスになります。それゆえ、理想的な睡眠時間とされる7時間を目安に夜の過ごし方を考えるといいと思います。ただ長い時間眠ればいいわけではなく、「10時間睡眠よりも7時間の安眠」の方が長生きするそうで、これは医学的にも証明されているそうです。

もう一つの見えない「電磁波」という原因

さらに、私の場合、ストレスや睡眠不足以外にも、ある原因が重なっていたことも判明しました。

それは、「携帯電話」です。

どこでも気軽に使える携帯電話。私も一日中携帯電話で仕事をすることもあるくらい、携帯電話を肌身離さず持ち歩いていました。

後でわかったことですが、実は、この携帯電話の電磁波が、活性酸素を異常に発生させているのです。

現に私の場合、毎日時間に追われ、時にイライラしながら、携帯電話を頭にぴったりくっつけて話していることも度々でした。それまで、携帯電話の電磁波の害については知る由《よし》もなかったのです。

携帯電話の電磁波を、活性酸素が発生しているところに照射《しょうしゃ》すると、活性酸素が何十倍にも活発になるという研究データがあります。

また、アメリカではここ数年間で小中学生にも脳腫瘍《のうしゅよう》が増加したことから、「携帯電話による活性酸素がガンを発症させている可能性が高い」との報告もあり、さらに、オーストラリアの脳神経外科の医師、ヴィニ・クラナ博士は「10年以上携帯電話を使い続けると、脳腫瘍になる率は2

倍以上になる」と発表しています。

電磁波だらけの現代社会に生きている私たちにとって、健康を維持・回復するために必要不可欠なことは、生活習慣や周囲の環境の何がからだに害を与え、何が過剰に活性酸素を発生させているのかを、よくよく知っておくことでしょう。

活性酸素は容赦なく人間に襲いかかってくるので、それなりの知識や情報を得て、それらから自分を守る。国などの公的機関が具体的な警告と対策法を示してくれない以上、「自分の身は自分で守る」しか今のところ方法はないのかもしれません。

病気や老化はからだのサビから起きる

これまでの私の体験で、病気になりやすい体質や、活性酸素と病気の関係がある程度おわかりいただけたと思います。

私の場合、いったんは活性酸素除去料理によって体質を還元して良くなったものの、その後、母子家庭になったり、仕事に夢中になり過ぎて生活習慣が乱れたり、身の上に起こる数々の悪い出来事によるストレスによって再び活性酸素毒による病気を招き、その害の大きさを身をもって体験してきたわけです。

活性酸素が引き金となっている病気は、病気全体の90%ともいわれています。

たとえば、日本人の死因の上位にランキングされている脳卒中《のうそっちゅう》や心筋梗塞《しんきんこうそく》は、動脈硬化《どうみゃくこうか》から起きているといわれますが、こうした血管障害による疾患にも活性酸素が影響を及ぼしています。活性酸素の攻撃によって血液がサビついてしまうのです。

血液の中には、リポタンパクという物質があり、これが脂肪を全身に送っているのですが、活性酸素が発生すると、この血液中の脂肪を酸化させて動脈の内壁にこびりつかせ、最終的に動脈はもろくなり破れてしまいます。

とりわけ、脳の血管は厄介で、脳細胞に血液が行き届かなくなると半身まひを引き起こし、脳の中央に血液が流れなくなると心臓が停止してしまいます。心筋梗塞も同じように、血管が詰まって心臓に栄養と酸素が運べなくなってしまいます。いわば、水道管の内部がサビついて、水が流れない状態です。

ストレスで胃炎や胃潰瘍《いかいよう》になる人も少なくありませんが、いったんできた潰瘍は、治療してなくなったとしても、潰瘍ができていた部分には過酸化脂質《かさんかししつ》が発生しやすく、それが正常な細胞までどんどん破壊していき、ガン化する恐れも大きいといわれています。

また、不妊症のご夫婦も増えていますが、女性の場合は活性酸素によってホルモンのバランスを崩し、排卵異常や子宮発育不全を起こしていたり、男性の場合には、活性酸素が精液内で暴れ回り、精子の機能を低下させているといわれています。

実は、老化も、こうした病気と同じ、からだのサビが著しく進んだ状態です。

そもそも、私たちのからだには、体内で発生した活性酸素の毒を解毒してくれるＳＯＤ（スーパーオキサイドディスムターゼ）、カタラーゼ、グルタチオンパーオキシターゼなどの酵素が存在しています。

若い頃は、この酵素の働きによってからだのサビつきから守られていますが、その働きのピークは20代です。それ以降は年齢とともに減っていき、30代、40代と年齢を重ねるほど、酵素が少なくなって活性酸素の毒にさらされる期間が長くなり、サビていく危険性も高くなるのです。

おまけに、紫外線、車の排気ガス、化学工場やゴミ焼却場から出

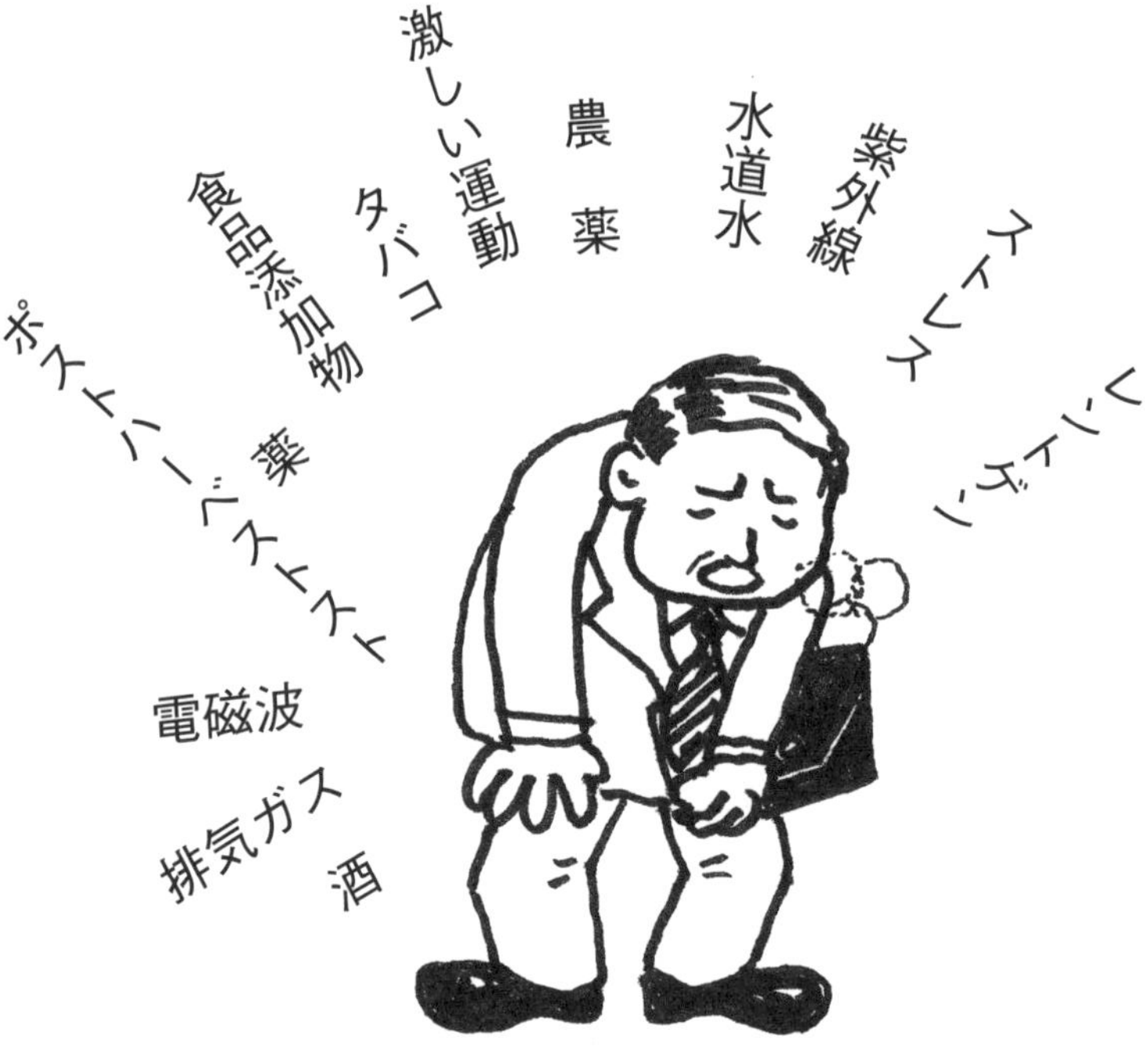
レントゲン
ストレス
紫外線
水道水
農薬
激しい運動
タバコ
食品添加物
薬
ポストハーベスト
電磁波
排気ガス
酒

る排煙やダイオキシン、水道水に含まれる塩素、食品添加物、電子レンジや携帯電話から出る電磁波等、これら全てが体内の活性酸素を増やす原因となるので、環境汚染が進んでいる現在は、否応なしにからだがサビやすい、すなわち老化しやすい環境に置かれているのです。

いつまでも若々しい人とすぐに老ける人

もう一度話を整理しておきます。

過剰な活性酸素は、正常な細胞を攻撃し、酸化させ、細胞内のＤＮＡを傷つけて、ガンの発生原因にもなるとみられています。また、体内のコレステロールや中性脂肪を過酸化脂質に変化させ、血管壁に付着することで血管そのものをもろくしたり、血管をふさぐことで動脈硬化や脳卒中、脳梗塞、心筋梗塞などの原因にもなったりします。

また、血管がもろくなると血流も低下しがちになり、免疫力を低下させて、老化を促進します。このように、病気と老化は、活性酸素という同じ原因物質によって起こります。

老化といえば、同窓会で何十年ぶりかに会った同級生たちの中で、「若い頃とあまり変わらない人」と「すごく老けた人」がいて、その違いに驚いた——そんな体験をした方も多いと思います。

この違いも、どれだけその人のからだのサビが進んでいるか、つまり、活性酸素の除去能力が高いか低いかの違いです。

私も、毎年同窓会で会うたびに当時のクラスメイトに驚かされてばかりです。たった1年ぶりなのに、ぐっと老け込んで元気のない人、あっという間に白髪になった人、姿勢が前かがみになってきている人、シミ・シワが目立って気になる人、顔全体がたるんで見える人。それとは反対に、毎年会っても全然変わらず、いつまでも若々しい人、元気のオーラが漂っている人。「この差は、やはり日頃の生活習慣が活性酸素の量を左右しているのだろうな」と、私は密かにそれぞれの旧友を見ながら分析しています。

ちなみに、私は昭和33年生まれですが、「食医食」のおかげで年齢よりも若く見られますし、私の親も周囲の人から「今でも若いね！」といわれ、とても喜んでいます。

歳をとって老いていくことは自然の摂理ですが、その老い方において活性酸素が老化の早い遅いを左右しているという知識があるのとないのとでは、齢を重ねる楽しさも違ってくるのではないでしょうか。

つまり、素敵な老い方というのは、自分次第でどうにでもなるもの。今、「シマッタ！」「もう遅い！」と思った人も、病気と同じように、回復の可能性はまだまだ十分に残っています。人も物も、一度酸化してしまっても、私のように還元することは努力によっていくらでもできるのですから。

実際、食医食の体質改善指導で、10歳くらいの若返りは当たり前のように実践できますし、心身ともにイキイキし、元気になれることも体験者の皆さんが証明してくださっています。それには、できるだけ早く食生活の偏りに気がつくことが大切です。

こんな食生活は要注意！

食生活で一番気をつけなければならないのは、間違った情報をうのみにして、それだけをただやみくもに実行し、かえってからだを壊してしまうことです。

日本人は、「○○が健康に良い」となると、それだけに集中する傾向があります。

テレビや雑誌など、マスコミで取り上げられた食べ物が店頭からアッという間に消えたという話もよく聞きます。また、「私は、健康食品や栄養補助食品（サプリメント）をまめにとっているから安心」と、錯覚している人も多いのではないでしょうか。

しかし、実際に補助食品をとっただけで、本当に健康になった人や病気予防になっている人はどれだけいるのでしょうか？

おそらく、ほとんどいないはずです。なぜなら、人間は、各種の栄養素の働きによって細胞や血液、各臓器が機能しているからです。つまり、いろいろな食べ物の組み合わせ、バランスによって、必要栄養摂取量が合格基準となるのです。

また、サプリメントの栄養成分は、化学的に合成された物質も少なくないので、体内では異物と見なされて余分な活性酸素を発生させているともいわれています。

実際に、私のところにも、自己流でいろいろ試した結果、かえって体調を悪化させて指導を受けに来られる人たちが後を断ちません。とくに、ダイエット食で「ヘルシーおかゆ」だけれどそれが添加物だらけの商品だったり、卵や大豆、乳製品等を抜いてしまっているアトピー患者、塩分や脂肪分を制限している高血圧症患者、糖分やカロリー制限の糖尿病患者、主食やタンパク質を抜いている肥満の人たち……等々。

こうした人たちは、実践の仕方が極端に偏っていて、栄養学の基本がなっていないので、結局は逆に遠回りしているのですが、これも巷のマスコミ情報に振り回されてしまった結果。そんな人たちがあまりにも多い現実に驚かされています。

食事制限をする前に、「なぜそんな体質になってしまったのか？」に目を向けるべきなのです。活性酸素除去料理であれば、まずくて味気ないと評判の良くない病人食（制限食）を口にする必要もありません。制限食はあくまで対症療法で、本当はもっと掘り下げたところに原因があるのです。その点、活性酸素除去料理は病気の予防食にもなり、かつ、病気の治療食にもなる、根本的な体質改善料理なのです。

日常生活の中に潜む〝危険〟に目を向けて

活性酸素除去料理の詳しい内容については次章にゆずるとして、次に食べ物選びでの注意点について述べておきたいと思います。

ひと頃、『食べてはいけない！――危険な食品添加物』（徳間書店）が話題になりましたが、私は長年の指導の中で、「からだに良くない食べ物について、知らないということはこんなにも恐ろしいことなのか」と、いつも感じてきました。知ってしまったら身震いするようなことでも、無知なために、危険にさらされることが日常的になっているのです。

スーパーで買い物をしながら、行き交う人の買い物カゴの中に次から次へと入れられていく危険な食べ物を見ながら、「からだに悪いですよ！」「自殺行為ですよ！」と叫びたい気持ちでいっぱいです。

ましてや、幼い子どもの手を引きながら、子どもの欲しがる人工的な光沢のある色鮮やかなお菓子を見るにつけ、「愛する子どもにどうしてこんな危険なものを食べさせるの？」と悲しい気持ちになります。添加物入りのインスタント食品、レトルト食品、冷凍食品、炭酸飲料のペットボトル、揚げ物の多いお惣菜、こうした加工食品が大量の活性酸素毒を生み出すことを知らずに、愛する家族を病気にさせていくのだろうなと残念でなりません。

人間が一生のうちで体内に取り込む食品添加物の量は、何とドラム缶一本分を超えるといわれていて、日常的な危険物となっているので、くれぐれも気をつけていただきたいものです。

最近では「無添加」を売りにしているお店も多くなりましたが、本当に無添加で、安全・安心な食べ物であるかどうかは、消費者の私たちが見極めなければなりません。

無添加と表示されていても、表示義務のない添加物が入っている商品も少なくないのです。有名なブランドでも平気で偽装表示をしてしまう世の中ですから、できるだけトレーサビリティ（物品の流通経路を確認できるようにすること）の観点から、生産者や流通業者などの取り組みや信頼性に気をつけたいものです。

活性酸素がつくるガン体質

人間、長く生きていれば、一生のうちに何回かは病気にもかかります。そこで、多くの人には、ただ薬を飲んでいれば、あるいは時期が過ぎれば自然に治っていくものだというような、安直な認識がなされているようです。

しかし、病気はそんな単純なものではありません。ちょっとした不調でも大きな病気の予兆であると考えるべきで、とくに40代からの病気は、それが引き金となって大変な事態を招く恐れがあります。なぜならば、前述したように、万病の元である活性酸素の除去能力が40歳を境にして低下し始めるからです。

日本で死因の1位を占めているガンも、活性酸素除去能力の低下と密接に関係しています。

国立がんセンターによると、ガンの発生に食生活が密接にかかわっていることを示す報告もあり、欧米では大腸、乳房、前立腺《ぜんりつせん》のガンが多く、アジアでは、食道、胃、肝臓等のガンが多いこと、日本では、乳房、前立腺、大腸のガンが増えてきています。これらは、食生活の違いによってもたらされていると考えられるのです。

私は、長い間、活性酸素除去の視点から、「末期ガンの延命《えんめい》治療プロジェクトチーム」に入って食医学を担当したことがあります。その中で、数々の悲しい場面に直面してきました。

初めて国立がんセンターに行った時のことです。最寄りの駅から「国立がんセンター行き」というバスが出ていて、そのバスに乗り合わせる人びとは、皆、「ガン」とレッテルを貼られた切符を手にしなければなりません。

地方から出て来られた様子の人たちは、大きなボストンバッグを手にしていました。ひとりぼっちでしょんぼり旅行バッグを膝に抱えている人、やっと歩けるくらいの弱った人を脇から抱え持ち上げるように手助けしている人、「いったいこのバスは、毎日何度、入れ替わり立ち替わりこの人たちを運んでいるのだろう」と思いました。

私は仕事で行くだけなのに、重い気持ちになるのです。もしも、地方でガンの告知を受け、紹介状をもらって、最終的に手術のためにこの病院に来ている人たちだとしたら、耐え難い恐怖と不安で押しつぶされてしまうのではないかと、私はとてもゆううつになりました。

到着した病院の周りには、華やかな銀座の繁華街が隣り合わせにあり、楽しそうにショッピングをするカップルや家族連れの光景を見ると、その明暗を分けた風景に思わず涙が出てきました。

病院の中に入ると、人、人、人。どこからこんな大勢の人たちが出てくるのだろうと驚くばかり。細く長い廊下が四方八方にあり、その両側に小口のカーテンが無数に並んでいて、壁の上の方には番号のついたプレートが貼ってありました。途絶えることなく患者の名前が呼ばれ続け、そのアナウンスに反応するように1人が立ち、1人が立ち、それぞれの番号の部屋へ入って行く。そばで見ていると、何人もの人たちがまるで機械仕掛けの人形のように見え、工場見学に来ているような錯覚を覚えました。

健康な人には感じ得ないものが、この光景にはありました。

子どもの病気は親のせい

私は、ここで7歳の脳腫瘍の女の子とそのお母さんに会ったのですが、そのお母さんが、「子どもの病気は自分のせいだ」とはっきりいわれたのがとても印象的でした。

そのお母さんは、独身の頃から健康意識を持たず、美容のためにと朝は全く食事をとらず、昼間はファーストフードのポテトやハンバーガーだけ、夕食はつくるのが面倒でほとんどスナック菓子や甘いものでお腹を一杯にし、夜中にお腹がすく時はカップ麺をすすって寝るという生活を送っていたそうです。

タバコも18歳の頃から吸い続け、結婚してからも、ほとんど手作りの料理をしたことがなく、白いご飯まで買っていたということでした。

ところが、平成6年に出版した私の著書を読んで、自分の愚かさに気がつき、大変なショックを受けたといわれました。子どもの病気が見つかった時はもう手遅れで、医者にいわれるがままに入院し、手術のために検査、そして、今日に至ったというわけです。

食事や生活の不摂生は、妊娠中も全く変わらなかったそうで、話を聞いているうちに、「結局、私は自分の子どもに毒を与え続けた最悪な母親なんです」と泣き崩れてしまいました。

お母さん自身も、甲状腺炎《こうじょうせんえん》を何度か繰り返し、その後、甲状腺腫と診断され、親子ともどもガンの告知を受けたのだそうです。

この親子に象徴されるように、同じ食事をしている家族は、長年にわたって酸化体質をつくり、やがて同じようにガン体質になってしまいます。

それでも、自分の問題に気づけば、ガン体質は改善することはできます。私は、この親子に後日会う約束をし、病院を後にしました。

帰り際、とても印象的な出来事がありました。病院の息苦しい空気から逃げ出したくて急いで表に出て、正面玄関のバス停のベンチに腰を降ろした時、まもなく1人の男性が私の横に座りました。

パジャマ姿なので乗車のお客さんではなく、入院患者だろうなとすぐに分かりました。その男性は「どこか悪いの？」と私に声をかけてきました。「いいえ、知り合いのお見舞いに来ました」と私。

男性の顔を見ると黄疸が出ていて、白目がくすんだ黄色をしていました。頬はこけ、目の周りはくぼみ、年齢も見当がつかない感じです。肝臓ガンか、ガンの治療による尿毒症《にょうどくしょう》を起こしているようで、あまりの顔色の悪さとやせ方に目を合わせて話をするのが辛い感じでした。

「そう……お見舞い。それはけっこうやな。ここは最期《さいご》に回されて来る人が多い所だから……」

「長くご入院されているのですか？」

「長くないけど、もう終わりだよ」

「そんな……」

「まさか自分がガンになるなんて考えもしなかったなあ。この建物、こうして外から見ると、なんだか棺桶に見えてしょうがないんだよ」

私は返す言葉も見つからず、「お大事になさってくださいね」と頭を下げて、バス通りに出てしばらく歩きました。

「ガン体質は改善できる」のに、「ガンになっても回復の見込みはある」のに、「ガンにならずにすんだ」のに、「ガンはいくらでも予防できる」のに、「のに、のに……」と私は歩きながら泣かずにはいられませんでした。

ガン体質の予備軍といわれるアトピー

ガンと同じく、日本人に多い疾患《しっかん》にアトピー性皮膚炎があります。アトピーはガン体質の予備軍といわれており、食生活や体質を改善しないまま放置しておくと危険です。

そもそも、アトピーとは「不思議な疾病」という意味で、先天性の過敏症に対して命名したギリシャ語です。この病気は、皮膚に炎症となって表面化してくるのが特徴で、乳児、幼児、成人いずれにも見られます。

最新医学を研究されているある皮膚科の先生は、「アトピーの原因は、活性酸素である」と学会発表をされています。にもかかわらず、いまだに外から抑え込もうと、やみくもにステロイド剤ばかりを処方している病院には首をかしげたくなります。ステロイド剤の長期使用や大量投与は、体内に蓄積して、活性酸素の毒による弊害を大きくしてしまうのです。

私の顧問先の皮膚科では、体内に過剰になった活性酸素や過酸化脂質を除去するために、ＳＯＤや、ペルオキダーゼ、カタラーゼなどの酵素、カロチノイド、ポリフェノールなどの色素、そして、ビタミンＣや活性酸素を除去してくれるゴマのセサミン、味噌、納豆、ヨーグルトなどの発酵食品、緑黄色野菜の抗酸《こうさん》化力《かりょく》をミックスして食事指導を徹底し、アトピー専門相談に応じています。

この病院での経験で、私の食事指導の実績も全国規模となったのですが、アトピー患者さんの食事指導をしていて気がついたことがあります。それは、病院側の偏見です。

他の病院を何カ所も回ってきた患者さんは、「病院の先生から、卵、大豆、乳製品は絶対に食べてはいけないといわれました」と口をそろえたようにいいます。

しかし、これは大変おかしな話です。アレルゲンを卵や大豆、牛乳のせいにする前に、「栄養的にとても優れている食べ物になぜ拒否反応を起こすのか？」と疑問を持ち、患者の体質にこそ問題があることになぜ気がつかないのでしょうか。

最新の栄養学を踏まえた私の立場から見ると、人間の成長に必要不可欠なこんなにも素晴らしいタンパク質を止めさせるなんて、とんでもないと思います。

アレルギー反応が出るのであれば、そのアレルギー反応が出ないように体質改善を指導すれば、何を食べてもアレルギーなど起こしたりしないのです。ここで必要なことは、食べ物を「口で食べる」のではなく、「頭で食べる」という意識。どういうことかというと、問題を理性的に分析し、対応するということです。

抗生物質漬けのブロイラーの卵ならば、もちろん、卵も安全とは言えません。したがって、その親鶏の肉もからだに悪い食べ物になります。大豆も、未知のリスクがある遺伝子組み換えの輸入大豆であれば危険な食べ物です。牛乳にしても、栄養素が壊れてしまう高温殺菌牛乳よりも低温殺菌牛乳の方が良いと言えます。

要するに、一見同じ物に見えていても、実際は質的に雲泥《うんでい》の差がある。だからこそ、危険なものを避け、より安全なものを「選択する」ということが重要なのです。

同じ食べ物でも「質」が違う

卵、大豆、乳製品――同じ食品でも、「活性酸素を増やす食品」と、活性酸素に対抗できる物質「スカベンジャー」（活性酸素の掃除人）となる食品の2つに分けられます。

卵の場合、地鶏の放し飼いの卵は、良質なタンパク質の塊です。

これには、ミネラルも豊富に含まれビタミンも優れています。卵白に含まれているアルブミンは、活性酸素の働きを抑える力を持っています。良品の本物の卵を食べると、活性酸素を除去することができ、生活習慣病にかかりにくくしてくれます。

それに対して、活性酸素を増やすのが抗生物質漬けのブロイラーの卵。この密閉された空間で大量生産された卵が、害のあるコレステロールを増やし、常食することでからだに問題を引き起こすのです。

また、卵＝コレステロールが心配、と間違った知識を持っている人がいるようですが、それは「度合い」の問題です。安心・安全な飼料で育った鶏の良質な卵であれば、私たちのからだの中で重要な働きを担っているコレステロールをうまく活かしてくれます。

本来、コレステロールそのものは決して悪者ではありません。「善玉」、「悪玉」コレステロールといわれるのは、血液中でのコレステロール＋中性脂質＋アポタンパク質＋リン脂質の結合の割合の違いです。よほどコレステロール値が高い人は、控えめにする必要がありますが、通常は、健康維持のためにコレステロールの摂取は必要不可欠です。

第一に、新陳代謝《しんちんたいしゃ》に欠かせない副腎皮質《ふくじんひしつ》ホルモンはコレステロールによってつくられます。また、胆汁酸《たんじゅうさん》といわれる脂肪の分解に必要な消化液もコレステロールからできています。人間は60兆個の細胞からできていますが、その細胞はレシチンによってつくられ、それをコレステロールが補強しているといわれています。さらに、コレステロールは抗酸化剤としての働きをしているとの研究もあります。

食事からとるコレステロールの適正量は、1日のトータルで0.2～0.5g程度なので、卵2個分が適量です。もちろん、地鶏の卵の話です。

このように、良質のコレステロールは細胞の原料になるので、アトピー性皮膚炎などの皮膚疾患には、逆に必要な食品なのです。

これは、大豆、乳製品にも同じことがいえます。アトピーは活性酸素の容量オーバーで、からだの外に毒が吹き出しているようなものです。そこで、からだの内側から体質改善をすれば、2カ月～4カ月で無理なく肌の改善が可能となります

アトピーっ子のお母さん方、どうか、くれぐれも危険な食品を与え続けて、育ち盛りの愛するわが子を「ガン体質の予備軍」のままにさせないでください。

活性酸素除去料理で病気の予防・克服を！

私は、昭和55年に教室を開設した時から、「食することで病気にかからない体質ができ、食することで病気の人が回復する料理」を考案し、この数十年間、実践・普及してきました。

その理念は、今もスタート時と何ら変わっていません。それどころか、この数十年の間に、活性酸素をより早く除去できる最新情報と方法を加えることで、アトピーや糖尿病、ダイエット、高血圧等、それまで1年から1年半もかかっていた体質改善指導の結果が2カ月～4カ月で得られるようになりました。なかには、ご夫婦で体質改善をして、お子さんを授かった例もたくさんあります。

最近は、学校の部外活動気分で指導を受けに来るセーラー服のお嬢さんや、定年退職後、自分の健康管理を兼ねて数人の仲間で指導を受けに来る男性方、体質改善と美容とダイエットを兼ねて来る親子、お嫁に行っても困らない料理が目的の若いお嬢さん方、中年太りの解消と健康料理のレパートリーを増やしたい主婦、長年の持病で苦しんでいる方など、幅広い日的で受講の申し込みをいただいています。

それはやはり、時代の流れでしょうか。「有機野菜」「無添加食材」「無添加調味料」「無添加おやつ」「無添加ドリンク」「還元水（活性酸素除去水）」「活性酸素除去商品・ドリンク」「活性酸素除去化粧品」等々、こうしたものを一般消費者が手に入れることが容易になってきたからだと思います。

安心・安全な材料を入手することが困難だった頃と違って、活性酸素除去料理の食材が豊富になってきたことは、本当に望ましいことです。

私がおすすめしている活性酸素除去料理は、特別な難しい料理ではありませんし、病人食のような制限食でもありません。特別なものであれば、日常的な食事にはなりえず、結局、長続きせず、一般家庭の愛情料理にならないからです。

簡単で、誰にでもつくれて、おいしい。そして何よりからだに良い料理が、愛情家庭料理でなくてはいけません。

「食医食」という理念に基づいた活性酸素除去料理は、最新栄養学に基づき、万病の元である活性酸素を除去してくれる材料のみでできている、安全で安心な料理です。

そんな活性酸素除去料理を30年近く指導している私が結論的にいえることは、「活性酸素が病気の主犯ならば、人は必ず病気を克服できる」ということ。

なぜそう断言できるのかといえば、これまでの地道な研究と実践の成果、そして何よりも実行された数多くの方々の体験がそれを裏づけてくれているからです。

この本を手にしてくださったあなたにもお伝えしたい。

ぜひ、本物の健康家庭料理をご自宅に！

3

今までの栄養指導では体質改善はむずかしい

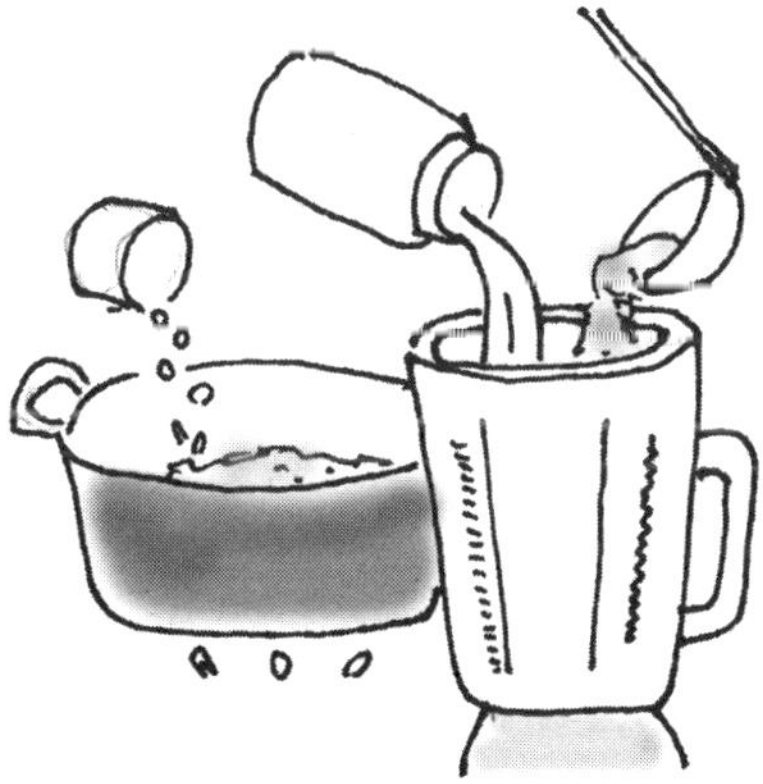

40年遅れている日本の栄養指導

この章では、主に日本の栄養指導の問題点について述べてみたいと思います。

私が栄養部の研修生だった頃、大学病院の食事指導の実態に驚愕《きょうがく》したことがありました。

何に驚いたかというと、退院していく患者本人、それに家族を含めた退院後の食事指導のあり方です。

成分表を片手に、カロリー計算のやり方や食品交換をただ事務的に伝えていくだけの指導。もっと驚いたのは、栄養士が立てる病院食の給食献立の内容です。カロリー計算重視のメニューには、人工着色料を使った添加物食材が入っていたり、安心・安全と思えない化学調味料や添加物の入った市販のソース、ドレッシングを使ったり――。

私は、いても立ってもいられず、納得のいかない実態を先輩栄養士に相談しました。

「なぜ、教科書上のカロリー計算だけを重視して、それで終わりなのですか？　もっと実生活ですぐに役立つ料理法とか、病気の原因につながる化学調味料や添加物の入った食べ物の危険性などにも配慮した栄養学でなければいけないのではないですか？」

そこで返ってきた言葉は、思いがけないこの一言。

「栄養士は、机の上で電卓を叩いて計算をやっていればいいのよ」

確かに、日本の栄養士はデスクワーク体制の充実した環境にいます。しかし、その栄養学の知識をもとに、さらに料理の分野まで踏み込んで、理論と実践を融合しながら予防医学に通じる食指導をしているかというと……残念ながらそのような人はごくごく少数。

「栄養士は献立作成だけをしていればいい」「調理師に献立表を渡して料理をつくらせておけばいい」少なくとも当時は、そんな空気が栄養部全体を包んでいたような気がします。

「ああ……こんな病院で一生電卓を片手に計算だけしていられないや！　自分で栄養と料理を兼ね備えた教室をつくって自分なりの食医学を目指してみよう。そして、家庭の中に1人の病人も出さない、そんな食指導をしてみたい！」

若干22歳の私が1人で教室を始めたのは、そんな思いからでした。

病院食を食べたことのある人はご存知でしょうが、それはとても単調で味気ないもの。しかも、野菜なども無（減）農薬や無化学肥料などの安心・安全な食材には配慮されていません。

朝食は、食パン1、2枚にベビーマーガリンにジャム、野菜炒めに牛乳1本。昼食は、中華丼にすまし汁、市販の青リンゴゼリー。夕食は、カレーライスにハムサラダ、市販のプリン。

私は心の中で、「こんな食事なら、病人は良くなるどころかかえって悪化するのでは？」といいたかった。添加物だらけの食事に、市販の添加物デザート、カレーのルーまで固形のインスタント……。

先輩は「大量調理だから仕方ない」と言い訳をしていましたが、私は、栄養士として未熟ながらも「許せない！　これだから日本の栄養士の評価が低いのか」と思いました。

そして、アメリカの栄養士は、医者と同等な立場で口を出し、「医食同源」を超えた食医学を打ち出していると聞き、将来は最新の栄養免疫学を学びにアメリカに行きたいと思いました。彼らは、栄養と免疫学との関わりについて専門的に学び、栄養薬理や分子栄養学の立場から予防医学的な視点で栄養管理に携わっている。だからこそ、活性酸素《かっせいさんそ》の害に配慮したトータルな栄養指導ができるのです。

それに対して、日本の栄養学は40年遅れているといわれています。果たして、日本に活性酸素について語れる栄養士がどのくらい存在しているでしょう。

数十年前と変わらない食事指導の実態

日本では今、どんな食事指導が行われているか——。

残念ながら、ここ数十年間、日本の食事指導の実態は何ら変わっていないのが実状です。

テキスト通りの食品成分表を片手に栄養指導するパターンは全く変わっていません。「計量」と「カロリー計算」「食品成分交換表による算出法」だけ。

一方、現実はというと、日本の土壌は農薬や化学肥料で劣悪化し、また輸入野菜や輸入フルーツ等の輸入食品が大幅に増え、それらの栄養成分は大きく変化してきています。

それにもかかわらず、栄養士の指導は、私が32年前に大学病院の実態を目にした時と、入院時に見た内容は全く同じ。

朝食の食パン2枚についているマーガリンとジャムが全く同じメーカーのもので、思わず懐《なつ》かしく（?）なるほどでした。そう、昔、学校給食で出されていた、酸化防止剤入りのものです。

他にも、添加物の入った飲むヨーグルトや、添加物フルーツソースを自分でかけて食べるデザート、昔の青リンゴゼリーやプリンも同じで、進歩のないメニューに本当にがっかりしたものです。

さらに、ほとんどの和《あ》え物にハムやソーセージが入っていたのにも驚かされました。

体内で発ガン物質のニトロソアミンに変化する亜《あ》硝《しょう》酸《さん》塩《えん》が入っているハムやソーセージが多いことを、「栄養士さんは知っているの?」と、栄養部に聞いてみようかと思ったほどです。

そこで、「あのー、食にとても興味があって、入院中につくっていただいている献立のメニュー表がほしいのですが。昔、学校給食で自宅配布用のものがありましたけど、一部分けていただけないでしょうか?」とお願いしてみました。

すると、「大変申し訳ありませんが、一覧表にはしてなく、ノート書きなのでお渡しできません」との返事。「ノート書きのコピーでもいいのですが……」「字が汚くて、読みづらいと思いますので……ちょっと……」

結局、トコトン抵抗されて入手はできませんでした。

日本でも一流の大学病院なのに、「こんなにも遅れた治療食ではどうしようもないな……」と、入院患者が気の毒になってしまいました。

たとえば、マーガリンにしても、現在、欧米などではマーガリンの油は健康に害を与えるとして製造が規制されたり、含有量の表示が義務づけられているのです。その理由は、マーガリンの油は水素が添加された「トランス型脂肪酸」で、コレステロール値を悪化させ、血液をドロドロにするなど「人体に有害である」ことが実証されているためで、アメリカでは食べ物に使用している場合はラベル表示を義務づける規制まであるのです。

私は同じ栄養士として、病気の人に降りかかっている病魔をできるだけ弱くし、自分の免疫力を上げられるような食をなぜ研究してはもらえないのだろうと、とても残念に思いました。

検査と薬の繰り返しでは、からだは活性酸素毒によって間違いなく弱ってしまいます。

また、入院生活は1日がとても長く感じられ、楽しみといったら三度の食事くらい。

ですから、病院給食にも、おいしくて、安全で安心できて、自然治癒力《しぜんちゆりょく》を高めてくれる、心身ともに元気を与えられるような食をぜひ目指していただきたいと願ってやみません。

資格を活かせていない日本の栄養士

ところで、なぜこれほどまでに日本の栄養士指導は世界に遅れをとってしまったのでしょうか。それは、第一に、日本には万病の元である活性酸素のことまで研究している栄養士が少なかったからです。ほとんどの栄養士は直接調理に携わっていないので、その指導内容が本当にからだに良い調理になっているかどうかを確認するすべがないのです。

現に、日本の栄養士会では「栄養士は調理場に立ち入る必要がない」という考え方が長いあいだ支配的でした。このため、栄養と料理の結びつきに着目する栄養士は極めて少なく、活性酸素除去料理の研究もなされていなかったのです。

要するに、日本で「食医学（食）指導」「体質改善指導」「活性酸素除去料理指導」が研究されてこなかったのは、今までの栄養学がカロリー計算にのっとった献立作成重視型だったから。表向き1日の必要摂取量が備わった献立作成であれば、それが食生活改善ということになっていたのです。

しかし、日本の医療は世界的にトップレベルで、その中の最先端医学者たちが食の重要性に気づき、食医学の分野を重視し始めたことから、近年になって栄養士を医療のチームの重要ポストに置き始めるようになりました。まだまだ十分とはいえないものの、アメリカ並みの食医学に近づけようとしていることは、望ましいことです。

日本では、せっかく栄養士免許を取得しながら、その専門資格を活かせていない優秀な人が大勢います。私の友人たちも、栄養士でありながら事務のパートやスーパーのレジ係り、配送センターの仕事、企業食堂の賄《まかな》いと、全く栄養士免許を活かせない仕事に就いています。

本来、人間の健康に深く関わる栄養士の存在は、日本の行く末を左右するといっても過言ではないと思います。とりわけ、最新の栄養学を取り巻く学問には、疫学的な研究から分子栄養学、食べ物に含まれる新規物質の生理機能など、幅広い学問分野が含まれているので、それらを学んだ栄養士であれば、予防医学や補完医療の面でもとても重要な役割を担えます。私が期待するのは、そんな栄養士が活躍できる場を広げることです。

日本の社会で、各家庭が心身ともに健康であれば、さまざまなストレスから起きる諸問題も減り、医療費も削減でき、世の男性方はよりイキイキと仕事をこなして日本経済を支えてくれることでしょう。

家族の中に寝たきりの人、入退院を繰り返している人、大手術をした人、若いうちから認知症で目が離せない人、病弱な人が１人でもいたら、家族は常に心配で、仕事や学業にも打ち込めないでしょう。

また、自分自身が体調不良で、毎日思うようにからだがついてきてくれず、苦悩の日々を送っている一家の大黒柱もいらっしゃると思います。さらに、少子化の中、１人、２人の子どもが心の病になったり、間違った食生活で心身ともにボロボロになっている若者が増えているのも現実です。

社会を変える一番の近道は、全国民の食生活改善を実施することです。社会をつくっているのは、各家庭。それぞれの家庭が健康になれば、その集団である日本の国は、健康社会をつくることができるはずです。

そのために、栄養士の方々はその資格を有効に活かして、本当に役に立つ食事指導を行うことで、健康社会づくりに力を貸していただきたいのです。そして、家庭の中で健康を守ることができて、健康を取り戻せる食指導を一緒に行っていければと願っています。

時代を経た今、これからの栄養士の仕事は、もっともっと大きく発展していく――私はそう確信しています。

おいしくてからだに良い食の時代

万病の元である活性酸素が病気や老化の引き金といわれている昨今、活性酸素除去を基本に、食生活だけでなく、生活習慣全体をトータルに栄養士が指導していかなければならない時代となりました。それだけ、日本人の食生活や生活習慣が体調不良や病気の原因をつくり出しているからです。

日本人の食生活が欧米化したことで、手軽なパン食が浸透し、若い人たちの間ではパンとコーヒーが日常化しています。しかも、自宅ではなく、オフィス街のオシャレな喫茶店で、出勤前にモーニングセットを食べることが、何かステータスのような感じになっているようです。

日本の伝統的な朝食はどこに行ってしまったのでしょう？　栄養バランスから見た基本的な健康食は、日本の伝統的な和食なので、ぜひ見直していただきたいものです。

そして、洋食が好きな人は、それなりに活性酸素を除去しながら、健康と美容を手に入れる食を考え、決しておいしさだけで食事をしないことが大事です。

中華料理やフランス料理、イタリアンも、要は「食べ方」の問題です。

単に口当たりが良く、おいしいだけの時代は終わりました。これからは、おいしくてからだに良い食の時代なのです。

洋食でも、料理法によっていくらでも食医食健康家庭料理（活性酸素除去料理）にアレンジすることは可能です。一例をあげましょう。

私がテレビの『スタジオキッチン』という朝の30分番組に出演していた時、視聴者からこんなリクエストがありました。

「料理が苦手で、味をごまかせるカレーを週のうち2回はつくっています。もちろんインスタントの固形ルーを使っていますが、インスタントルーは無添加の物は少ないと聞きました。家庭でできる、簡単で、おいしくて、からだに良いカレーを教えてください」

待っていましたとばかりにさっそく番組で、わが家の特製「カロテンカレー」をご紹介したところ、すぐに主婦層から大きな反響をいただきました。

このカレーの最大の特徴は、インスタントルーを一切使っていないこと。

一般的な家庭のカレーといえば、10人が10人、固形のチョコレートのようなインスタントルーを使っているのではないでしょうか？

でも、私たち栄養士仲間は、あの固形物を「カレーの素《もと》」とは呼ばず、「不調の素」と呼んでいるのです。最近は無添加の品も出てきていますので、全てとはいいませんが、市販されている品のほとんどが酸化してしまっていたり、防腐剤が入っているもので、添加物のオンパレードのものが多いためです。

肉汁、野菜、果物、小麦粉、バター、調味料……いろいろ入っている固形物が、常温でお店の棚に半年くらい平気で置かれているのに、カビも生えないで、腐らない。こんな品を使っていては、いくら新鮮な野菜を加えて煮込んだとしても、からだに良いわけがありません。

同じカレーに見えても中身が違う

では、わが家のカレーはどんなものを使っているのかというと――もちろん、化学調味料無添加のカレー粉に活性酸素除去成分を考えた材料――抗酸《こうさん》化力《かりょく》のあるカロテン、リコピン、ポリフェノール、カプサイシンを含む野菜を、ふんだんに入れてつくっています。

全て有機栽培の野菜で、人参、ピーマン、カラーパプリカ、かぼちゃ、じゃがいも、トマト、ブロッコリー、ホウレンソウ、肉も地鶏の肉しか使っていません。つくり方はいたって簡単、子どもでもつくれる手づくりカレーで、わが家の成人した息子は小学生の頃から1人でつくっていました。

＊カロテンカレーのつくり方＊

①ルーを作る1

玉ねぎ	1個
ニンニク	1粒
ショウガ	1かけ
オリーブ油	大さじ1

材料をオリーブ油で炒めます。これは一番重要な作業ですが、旨みを引き出すために時間がかかりますので、弱火で時々混ぜながら他の作業をします。

②具材を煮る

地鶏の肉(もも肉がおすすめ)	2枚
人参	1本
ピーマン	1個
カラーパプリカ (赤、黄、オレンジ)	各1個
かぼちゃ	中1/4
じゃがいも	中1個

いずれも一口大に切り、サッと炒め、ひたひたにかぶるくらいの鶏ガラスープを加えます。アクをすくいながら火を通し、コトコト煮ておきます。

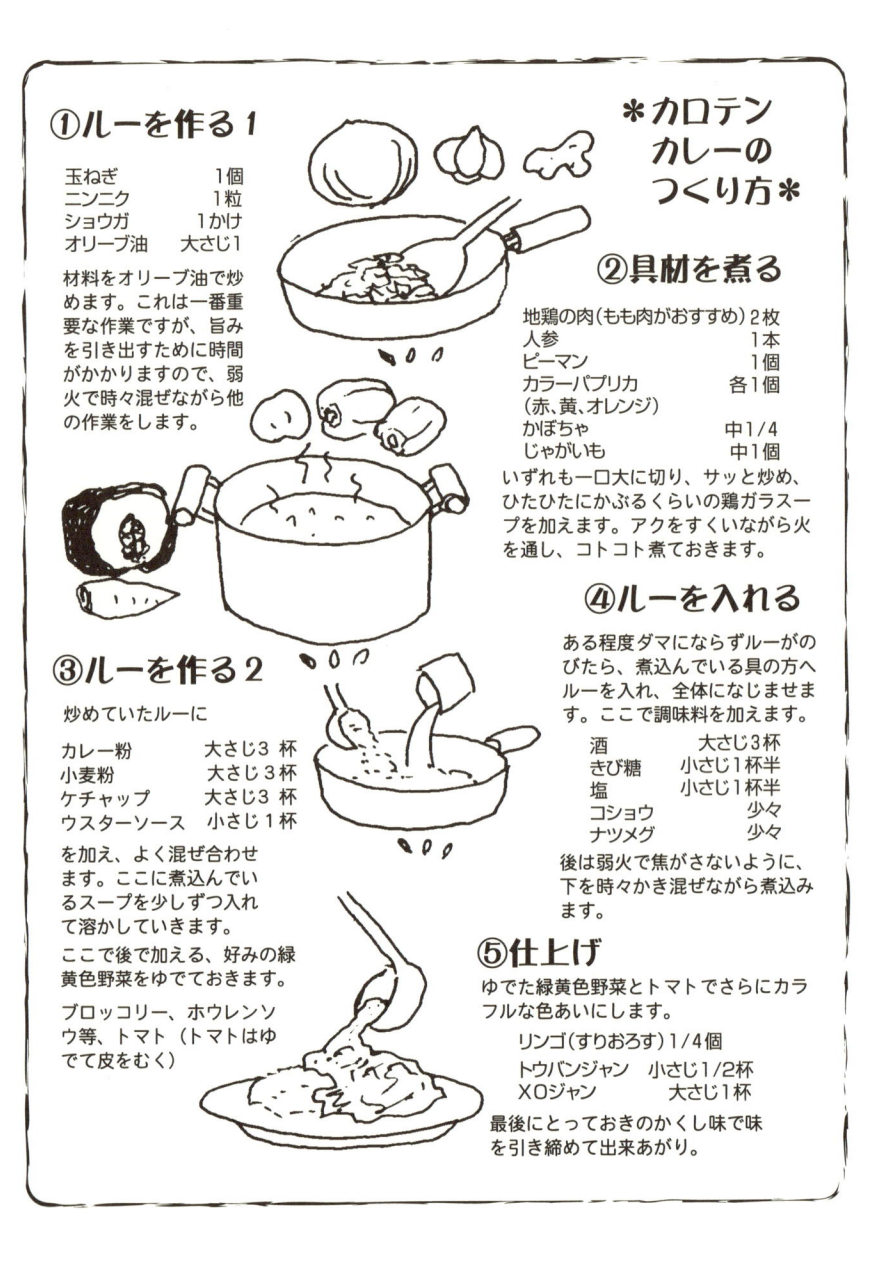

③ルーを作る2

炒めていたルーに

カレー粉	大さじ3 杯
小麦粉	大さじ 3 杯
ケチャップ	大さじ3 杯
ウスターソース	小さじ 1 杯

を加え、よく混ぜ合わせます。ここに煮込んでいるスープを少しずつ入れて溶かしていきます。

ここで後で加える、好みの緑黄色野菜をゆでておきます。

ブロッコリー、ホウレンソウ等、トマト（トマトはゆでて皮をむく）

④ルーを入れる

ある程度ダマにならずルーがのびたら、煮込んでいる具の方へルーを入れ、全体になじませます。ここで調味料を加えます。

酒	大さじ3杯
きび糖	小さじ1杯半
塩	小さじ1杯半
コショウ	少々
ナツメグ	少々

後は弱火で焦がさないように、下を時々かき混ぜながら煮込みます。

⑤仕上げ

ゆでた緑黄色野菜とトマトでさらにカラフルな色あいにします。

リンゴ(すりおろす)	1/4個
トウバンジャン	小さじ1/2杯
XOジャン	大さじ1杯

最後にとっておきのかくし味で味を引き締めて出来あがり。

見かけは、皆さんがつくるカレーと全く同じ。でも、このカロテンカレーは中身が大きく違います。その名の通り、緑黄色野菜に含まれるβ−カロテンがたっぷり含まれていて、とってもヘルシー。β−カロテンは、体内に入ると必要量だけビタミンAに変換され、残りは体内に蓄積されます。そこで活性酸素や過酸化脂質を除去して細胞を活性化し、ガンや老化防止に効果を発揮します。β−カロテンは脂溶性《しようせい》で、油で調理すると吸収率が高まるので、カレーにはもってこいなのです。

栄養素&抗酸化成分を含んだ7色の野菜

とくに、子どもに野菜を多く食べさせたい時にカレーは最適なメニューです。お子さんの健康のためにも、ぜひ、母の愛情でオリジナル食医食カレーをつくってみてください。

野菜を中心に煮込んだ料理は、高い還元力を持っています。

なぜなら、野菜は、ビタミン・ミネラルなどの栄養素以外にも、色・香り・苦味などの「フィトケミカル」成分を含んでいて、とても抗酸化力が高いのです。さらに、煮込むことで、栄養バランスを壊すことなく必要な栄養素をとることができます。

フィトケミカルは、からだの中の酵素を活性化し、免疫力を高める働きがあるので、美容と健康に役立ちます。他にも、果物、海藻類、大豆、お茶、キノコ、ゴマなどの植物性の食べ物に多く含まれています。ちなみに、フィトケミカルは7色に分けられ、次の食べ物が代表的です。

黄色＝グレープフルーツ、トウモロコシ、ウコン、バナナ、メロン、レモン、パイナップル、アーモンド、アボカド、玄米、胚芽パン等。

緑色＝コマツナ、ホウレンソウ、青ねぎ、ブロッコリー、パセリ、シソ、緑茶、レタス、モロヘイヤ、アスパラガス、シュンギク、キュウリ、キウイ、インゲン、エダマメ、オクラ、チンゲンサイ、ニラ等。

赤色＝イチゴ、唐辛子、トマト、赤パプリカ、梅干し等。

オレンジ色＝人参、柿、ミカン、カボチャ、アンズ、オレンジ、パパイヤ等。

紫色＝ブドウ、ナス、紫イモ、紫キャベツ、ブルーベリー等。
白色＝大豆、ワサビ、キノコ類、ダイコン、ヤマイモ、ショウガ、ニンニク、じゃがいも、タケノコ、玉ねぎ、長ねぎ、モヤシ、キャベツ、ハクサイ、カリフラワー、サトイモ、ゴマ、レンコン、リンゴ等。
黒色＝コンニャク、シラタキ、ゴボウ、ソバ、黒豆、黒コショウ、小豆、海藻類等。

「食医食料理（活性酸素除去料理）」は、こうした抗酸化成分や良質のタンパク質、炭水化物、脂肪を含んだ食べ物をバランスよく使って、塩素を除去した水で調理するのが特徴です。

こだわりは、無農薬や無添加等のできるだけ安心で安全な素材、そして、還元力の高い水を使うことだけ。良質の肉や乳製品も使いますので、その人の体質や体調によって効果の現れ方に違いが生じやすい玄米菜食や一般的なダイエット法とは全く異なるものです。

水道水の害と還元水との出会い

ここで、私が水道水を使わずに還元力《かんげんりょく》の高い水を使うようになったいきさつについて、手短に述べておきます（還元水については次章で詳しく述べます）。

32年前、私が学生で上京したての頃、洋菓子店の工場に従業員と一緒に下宿をしました。学生アルバイトで、土・日にお菓子づくりを学ぶためです。6畳1間の部屋で、お風呂もトイレも共同。小さな洗面台をキッチン代わりにして、自炊生活を始めました。

水道水の害については知識があったので、水はミネラルウォーターを使用し、買い物袋の中にはいつも重いペットボトルの水が入っていて、何度も道端で立ち止まりながら歩いていたことを思い出します。

水道水の害とは、おおよそ次のようなものです。

現在の水道法によれば、家庭の蛇口から出てくる水道水は、最低0.1ｐｐｍ以上のカルキ（遊離塩素）が含まれていることが義務づけられています。ところが、この塩素にはビタミンを破壊したり、活性酸素を発生させることで細胞を酸化し破壊する作用があるのです。

ちなみに、１ｐｐｍとは、１０００リットルの水の中に何らかの溶解物《ようかいぶつ》が１cc含まれている場合の表現方法です。数値だけみれば極めて少ない量ですが、生命体は水に含まれる溶解物によって微妙な影響を受けるので、決して軽視できません。

水道水に含まれている塩素は、市販のオルトトリジン液を2～3滴入れて色の変化を観察することで確かめられます。塩素が強いほど水道水は黄色く変化します。逆にいえば、黄色になるくらい塩素で殺菌しないと飲料水にならないほど、現在の水道原水の汚染は深刻な状態なのです。

コップに水道水を入れ、そこにオルトトリジン液を2～3滴落として黄色になった水道水を指で20～30秒間ほどかき混ぜてみると、黄色味が取れてしまいます。それは、水に溶けている塩素ガス（ＣＬ２）が指の細胞と化学反応を起こし、その結果、塩素が細胞にくっついて塩素ガスが

水道水に3種の発ガン性物質

昭和女子大学　長沢弘明教授発表

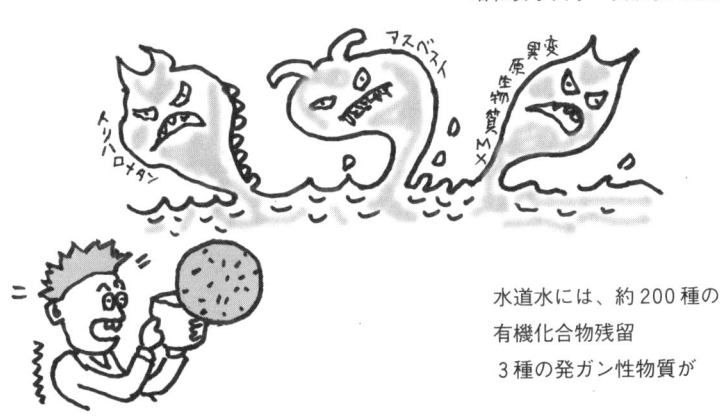

水道水には、約200種の
有機化合物残留
3種の発ガン性物質が

1リットルの水道水に
アスベストがなんと18、000本も
入っている！！

除去されてしまうからです。

普通、塩素を除去していない水道水に直接指を入れると、約15万個の細胞が死ぬといわれています。ただし、健康体の人間は1秒間で１６０万個の細胞を再生させるので、直接の影響はありませんが、水道水の約20倍もの塩素を含んでいるプールは要注意！　髪が脱色したり、目が充血したりするのは、塩素による細胞膜破壊のためです。

他にも、塩素を使うことによって生じる発ガン性のあるトリハロメタンという物質や、水道管から溶け出す鉛等の危険性も指摘されています。

こんな恐ろしい水道水を口に入れると思うとゾッとします。

ガン体質一直線の日本人の現実

当時私は、健康には代えられないと思って、毎日、せっせとミネラルウォーターを買い、洗顔や料理などの生活水には全てミネラルウォーターを使用し、そして、直接飲用する水は、研修先の大学病院で電解水《でんかいすい》を分けていただいていました。2度目のアパートでは、何とか浄水器《じょうすいき》を手に入れました。浄水器の水で顔や髪、食材などを洗い、料理には全て買ってきたミネラルウォーターを使用していました。

それでも、浄水器は塩素を除去するだけで、活性酸素の除去能力はありません。

私は、活性酸素を除去してくれる電解水（次章で後述）の整水器《せいすいき》が欲しくて、家庭用が発売されるのを待ち、ようやく念願の還元水器を設置することができました。

日本では、手に入れるのがむずかしかったこの還元水器が、欧米のシステムキッチンにはもう既に組み込まれていると聞き、本当にびっくりしました。

再び食の話に戻ります。

欧米では食事の全摂取エネルギー量に占める肉の比率が、昭和35年当時で41％（日本は7％の時代）でした。彼らは肉中心の食事で、さらにバター、チーズ、生クリームと高カロリーのものがプラスされます。

しかし、肉をガンガン食べている現在のアメリカ人の平均寿命はというと、女性は80・3歳、男性は74・8歳（２００３年）と、決して低くはありません。その理由は、活性酸素除去を踏まえた食生活を心がけているから。

一般的なアメリカ人は、積極的に活性酸素除去水や活性酸素除去食をとり、さらに食事の補助として活性酸素除去成分に絞った栄養補助食品（フードサプリメント）を飲むことによって、食生活のバランスをはかっているのです。

要するに、酸化（ガン）体質にならないように心がけているということ。

ところが、日本ではどうでしょう？

栄養意識が40年遅れている日本は、40年前のアメリカ人の生活を今現在やっています。ハンバーガーショップはいつも満員状態。最近では、サラリーマンやOLの昼食までハンバーガー、フライドチキン、フライドポテト、ペットボトルの炭酸飲料。

夜もコンビニ弁当ですませる人が多く、これでは栄養バランスは期待できず、活性酸素毒で心身の不調をもたらすのは火を見るより明らかです。

もはや、ファーストフードが若い世代の常食のようになり、「昭和34年以降生まれの人は、平均寿命が41歳」という説が出るほど、健康への影響が懸念されています。

「マクガバンレポート」に見られるように、アメリカ人は自分たちの偏食の問題について悟るのが早かった。一方、多くの日本人は、いまだに偏食の害に気づくことなく、ガン体質一直線の現実……。何とも情けなく感じるのは、決して私だけではないと思います。

健康食品やサプリメントはあくまで補助的に

健康を守り、健康を回復させてくれる素晴らしい食べ物がたくさんあるのに、なぜそのような食べ物が「薬」にならないのでしょうか？

「田七人参《でんしちにんじん》」「プロポリス」「霊芝《れいし》」「メシマコブ」「クマササ」「エゾウコギ」「キチンキトサン」「アロエ」「ビール酵母」「すっぽん」等々……限りなく、薬に近い形の健康食品はあっても、健康料理の材料＝「食べる薬」という意識はまだまだ日本人にはないようです。

本来、「医食同源」であり、自然の食べ物が最もからだに良い薬であることを思い起こし、実際にそんな健康料理がつくれるということを、ぜひ読者の皆さまに知っていただきたいと思います。

健康食品やサプリメントを否定はしません。私自身が過去何十年間も飲み続けて、その効果を体験しているからです。これまで、ありとあらゆる健康食品を試してきました。しかし、あまりにも種類が多く、成分的な面でも、また経済的な面からも、もっと的を絞りたいというのが本音でした。

結論的には、どんなに良いといわれている健康食品、サプリメントであっても、自分自身の代謝が悪くてヘドロのように汚れた血液が流れているからだでは、効果は期待できないということです。内臓に毒が溜まっていては、いくら外から栄養分を取り入れても、腸からの吸収が悪くて効果が期待できないのです。

さまざまな商品は、それぞれにいろいろな効用をうたっていますが、目的が健康であるならば、万病の元を除去してくれる活性酸素除去食品が最も能率のいい補助食品といえるでしょう。

であるならば、活性酸素除去水と活性酸素除去料理で十分健康は守れ、なおかつ回復できるはずです。とはいえ、活性酸素除去料理に用いる食材や調味料が、まだ一般のスーパーで全てそろっていない場合が多いので、仕方なく体内に入ってきた添加物などに対して、さらに除去力を強化するために、補助として健康食品やサプリメントをとる必要はあると思います。

ただし、その選択法としては、病気の根源である活性酸素除去に重点を置くべきです。必要な栄養成分は、食べ物で摂取できるし、その方が効果的に吸収できるからです。

どんなに健康食品やサプリメントに頼っていても、朝昼晩とどんぶり何杯も錠剤をとるわけにはいきません。1日の食の柱は、やはり三度の食事です。人工的なサプリメントはあくまでも補助的なもの。自分自身や家族の健康を維持・回復するための自然薬が、高価な健康食品ではなく、一般的な食べ物であってほしいと思います。

薬に代わる活性酸素除去料理

私が声を大にしてお伝えしたいのは、「家庭で簡単につくれて健康になれる料理がある」ということにつきます。

「料理」という言葉の意味からもわかるように、人間の歴史というものは、過去にさかのぼるほど、自然と直接向き合いながら生活をしてきました。

料理の「料」という文字は、「米」と一斗（ます）の「斗」が組み合わさってできています。これは「米」を「斗」で計るという意味で、調理する際に使う材料のこと。そして、「理」という文字は、自然の法則等の宇宙の理（ことわり）を意味しています。

したがって、料理という言葉は、自然の産物である材料に自然の法則に従って手を加えることを示したものなのです。

その意味では、現代に生きる私たちよりも、昔の人の方が明らかに自然というものをよく知っていました。このことは食生活においても同じで、先人たちは自然の理をよくわきまえ、実に健康になれる食べ方の知恵を後世に遺してくれています。

長い伝統を持つ調理法であるほど、このような料理の原則を悟り、実践する中で築きあげられてきたものばかりです。

たとえば、薬味一つとっても、鶏肉を食べる時にはネギ、カツオのたたきにはショウガを、レバーにはニンニク、といった具合です。これらは、脂肪やタンパク質を分離する働きのあるものを薬味として使用していることがわかります。

そういった意味でも、食事はやはり自然のもの、旬のものを調理するのが基本で、宇宙食のようなものであってはいけません。山の幸や海の幸など自然から与えられた材料を使って、家族の健康を願いながら、栄養バランスとカロリーもきちんと考えて、心を込めて手づくりすること。そんな手料理は、どんな薬品やサプリメントよりも人間の心とからだに効くものなのです。

これを昔から「愛情料理」といい、母から娘にわが家の文化として引き継がれ、温かい食卓として、家族の絆を築く核になっていたのではないでしょうか。

癒しと再生の料理でご家族の健康を

近頃、キレる子どもや、残虐《ざんぎゃく》な事件の犯人の低年齢化が問題になっているのも、全て家族の食卓から愛がなくなってしまったからではないかと思います。

子どものためにお母さんも仕事に就くようになって、不況の中、両親がお金を稼ぐことに必死で、気がついた時には愛するわが子が変貌《へんぼう》してしまっていた。そんな相談をよく受けます。私には、栄養面での偏《かたよ》りと、愛情の欠乏が問題の根底にあるように思えてなりません。

数年前に、大阪府警に「健康講話／あなたはだいじょうぶ？　3人に1人はガン体質」という演題でセミナーをさせていただいた時に、刑事課の刑事さん方からいろいろな話を聞くことができました。今の子どもたちには食卓の団らんがなく、昔のように全員そろって同じ食事を語らいながら口にするという、愛のある食卓が消えて、こんなにも少年犯罪が増えているのではないか？　からだにも心にも愛情という栄養が足りないことが子どもたちを犯罪へと走らせてしまう要因の一つになっているかもしれない、と。私も同感です。心と身体の健康が、一番大切だと思います。

実際、子どもを成人させる親の責任は大変なものです。そこで大切なことは、いったい何を子どもに財産として残してあげれば良いか、ということです。

わが家は、長女、長男とどちらも授かり、女の子には食卓を担う責任と、男の子には自分の健康は自分で守る時代であることを伝えるように心がけています。

学歴重視という教育も確かに重要なことですが、命をつくる「食教育」は、それ以上にもっと大きな財産ではないかと考えているからです。

日本人全般の偏った食生活や生活習慣の中で、健康なからだと食意識を持ってもらうことこそが、子どもに残せる大切な財産であり、そのための食医学は子どもの将来を左右するものだと思います。

おかげさまで、私の子どもたちも成人を迎え、次世代への新たなメッセージの舞台づくりに全力投球をしています。

私自身は、食べることが薬になるような、そして、食べることで心が豊かになるような、そんな癒しと再生の料理を目指しています。

これまで、栄養士仲間のネットワークで、全国に13カ所分室を設け、各地方を回りながら活動を続けてきましたが、平成6年から、東京にトータル的な指導ができる発信基地をスタートさせました。これは、栄養士仲間の力を借りながら、家庭でできる「食医食」を実践していくための拠点でもあります。

これまで数多くの指導をしてきていえることは、2カ月で結果を出す人、4カ月で結果を出す人、1年がかりの人、この差はどこからくるかというと、理由はたった一つ。

それは、これまで何度もくり返してきた、活性酸素についての理解度です。

「人間が活性酸素により、鉄と同様に酸化してサビていく。サビるということは、病気になったり、老後を早めること」という、自然の理をはっきり認識するかどうかにかかっています。

安全でおいしい愛情料理こそが何よりの薬。自然に反した人工的な化学薬品はできる限り避け、毎日の食事の内容を一つひとつ活性酸素除去食品に変えていけば、酸化（ガン）体質はいくらでも改善され、老化も還元されて、必ずや若々しいからだと心を取り戻せるのです。

ご自身やご家族の健康を自分の手で守るためにも、ぜひとも、読者の皆さまに自然の理にのっとった、本当の「料理」に出会っていただきたいと願っています。

手作り人参伊達巻

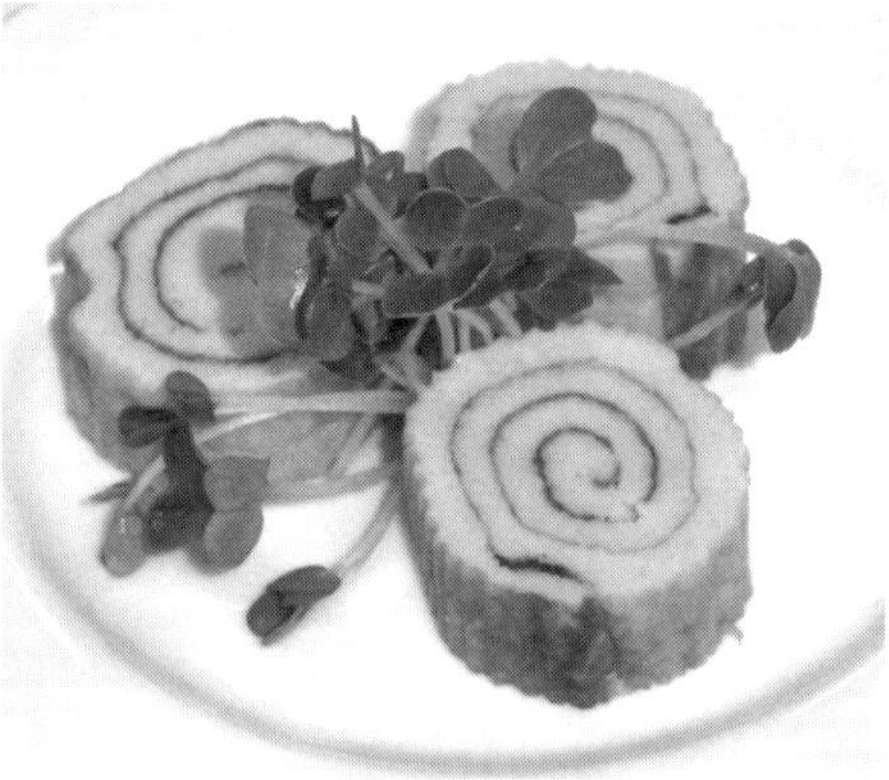

材料（6人前）

卵	6個
はんぺん	1枚
ゆでた人参	100g

付け合わせ

かいわれ大根	1パック

調味料A

きび糖	大さじ2
酒	大さじ3
みりん	大さじ2
薄口しょうゆ	小さじ1
塩	小さじ1/2
食医食調味料	少々

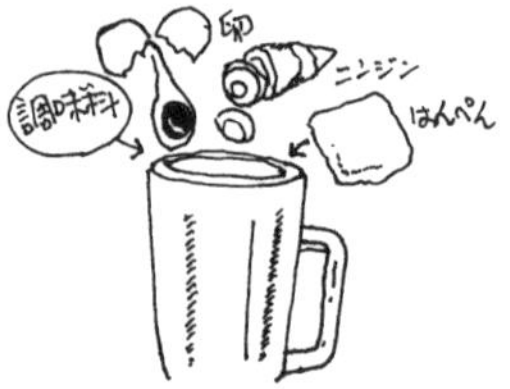

①
ミキサーに材料と調味料を全部入れ、ジュース状にします。

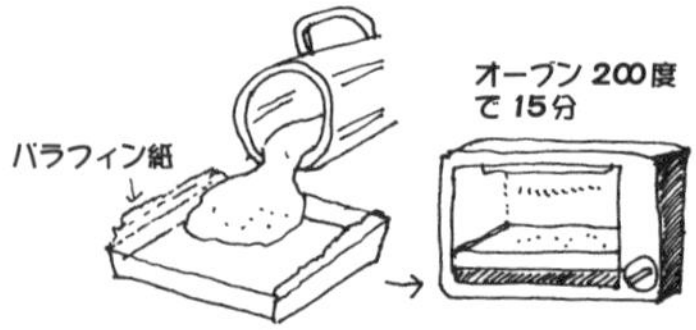

②
天板にパラフィン紙を敷き①を流し込み、オーブンに入れ200℃で15分間焼きます。

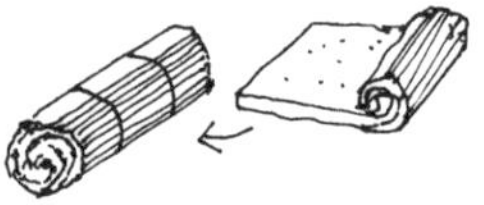

③
まきすで巻き、輪ゴムでしっかりととめて固めます。

ここがポイント

材料を全てミキサーにかける時に、野菜の粒を残さないようにしましょう。

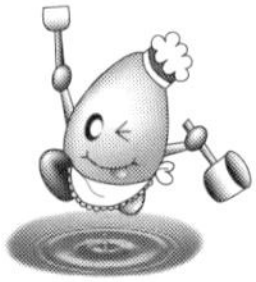

4

これが体質改善指導の最前線

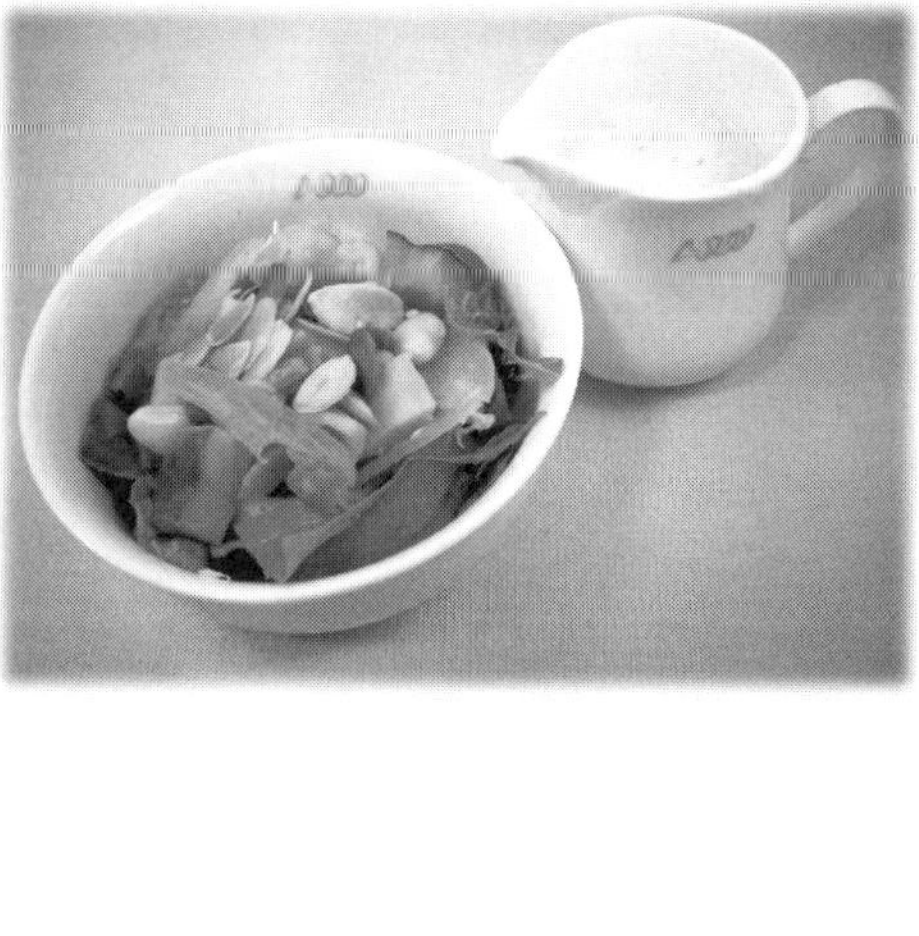

間違ったダイエットや偏《かたよ》った食生活が招く不幸

ダイエットをしてもまた太りはじめたり、血圧が下がりかけたのにまた上がる、血糖値が正常値になったかと思うとまた上がった、治ったと思っていたアトピーやニキビ、吹出物がまた出てきた。こんな繰り返しの悪循環にはまっている人はいませんか？

そのような方々は、ご自身の体質を根本的に改善しない限り、この悪循環からは逃れられないことをぜひ知っていただきたいと思います。

食医食の指導内容は「簡単で継続できる」ことが基本。うわべだけの対処法ではなく、血液の材料である水や食べ物を変えるので、根こそぎの体内浄化ができます。血液がきれいになれば、細胞、内臓、肌までもが改善されていきます。これが根本的な体質改善で、基本的に、水と食べ物が抗酸《こうさん》化《か》食品であれば納得のいく結果が得られるのです。

現に、私は23キロのダイエットに成功してから一度もリバウンドしたことがなく、今なおベスト体重の47キロを保っています。それに、皮膚疾患《しっかん》で顔じゅうに水疱《すいほう》ができた時以来、一度も肌のトラブルに見舞われたことはありません。

ここで、私が栄養学を一生の仕事にしようと決心した、ある出来事についてお話ししたいと思います。今から32年前、18歳の時の出来事です。

＊

「お母さん、東京に来てから一度も生理がないんだけれど、どうしたらいいの？」

「まあ！　体調を崩しているの？　どうして早くいわないの！　結婚前の娘が婦人科に行くのもどうかと思うけれど、すぐに薬局で婦人体温計を買って基礎体温をつけて、近くの総合病院の婦人科に持って行ってアドバイスを受けてみなさいね。基礎体温表があれば、先生も状態がわかると思うから、問診だけで済むと思うわよ」

　母からそう促された私は、さっそく基礎体温をつけてから病院に行きました。

「何、これ。排卵もなにもメチャメチャなグラフじゃないの。このままだと子どもはできないと思うわよ。無理なダイエットとかしてない？」

　当時はまだ「食が体質をつくる」ことに全く無知だった私。

　若い女医さんから指摘されたことで、自分の偏った体質の問題に気づくと同時に、女医さんから最近のお産のおぞましい実態を聞かせてもらうことができました。

　学生の頃から、間違ったダイエットや乱れた食生活が続いていると、高い確率で子宮発育不全になり、子宮発育不全になると妊娠しても流産を繰り返したりする可能性が高いこと。また、全く排卵のないからだでは当然不妊症となり、一生、子どもを抱けない人生となるかもしれない、と。

「朝抜き、昼はファーストフード、夜はアルコールにスナック菓子では、まともな子どもを産めるからだは絶対にできない」とおっしゃっていました。おまけに、長年添加物だらけのお菓子や料理を食べていると、毒素がからだに蓄積されて、仮にお産までこぎつけたとしても、奇形児を産んだり、死産になるパターンが増えているとのことでした。

そして、指が全部くっついている合指症《ごうししょう》の赤ちゃんや、鼻の下が割れていたり、目と目の間にもう一つ目がある赤ちゃんが生まれて、ホルマリン漬けになっている話や、無脳症《むのうしょう》という眉の上が全く形成されない死産の赤ちゃんなど、数々の衝撃的な話とともに写真を見せていただきました。いずれも、無理なダイエットや偏った食生活による毒素が招いた悲劇だと考えられます。

受精卵は97%が水分であり、十月十日《とつきとおか》母親が食べたものがヘソの緒を通して栄養や酸素をお腹の赤ちゃんに送ること、お母さんの食べたものが材料となって赤ちゃんの細胞や血液、内臓、脳などができることも、そのとき初めて知ったのです。

私は、この時に母親になることの責任の大きさを自覚し、「子どものからだをつくるのはお母さんの食事であること」をはっきりと認識できました。

奇跡に近い確率で、一つの命がこの世に生まれ、その命は食という〝生きる源〟で生死を分けられてしまいます。食べ物に対する良し悪しが1人の人間の命を左右し、人生の終わりを決めてしまいます。人生にとって、最大の財産は〝命〟であること。その命に関わる〝食〟を新しい栄養学に基づいて追求してみたいと思いました。

食生活はサバイバルゲーム

出産後もお母さんの大切な役目は続きます。それは母乳。母乳は、お母さんの食べたもの、飲んだ水分が材料となってつくられます。

片や健康を考えて、栄養バランスに配慮しながら添加物の入っていない安全で安心な料理を口にし、万病の元・活性酸素《かっせいさんそ》を除去してくれるような水で水分補給をしているお母さん。

反対に、何も考えず、情報を得る努力もせずに、インスタント食品やファーストフード、スナック菓子……と、好ましくない食べ物を食べ、塩素入りの水道水で水分をとり、血液をヘドロのようにしながら妊娠中、授乳期を過ごしたお母さん。

この2人のお母さんの意識の違いが、わが子の寿命を左右してしまっているといっても過言ではありません。

妊娠中、乳幼児期に子どものガン体質はつくられていきます。もっと怖いのは、その母体です。毎日、正しい生活習慣を心がけ、食生活を大切に考えているお母さんに比べ、食の大切さ、そして怖さに気づいていないお母さんは、死に急いでいるとしか思えません。

さて、現代の若い女性たちの意識はどうでしょう?

無知のために、自分で自分の大切なからだを傷つけているように見えてなりません。渋谷や原宿に行くと、地面に座り込んでくわえタバコにスナック菓子をポリポリやっている女の子の姿をよく見かけます。この子たちが結婚して子どもを産むのかと思うととても心配です。

テレビの特番で、このタイプの女の子たちの食調査を放送していました。最初の子は1日3食とも「ご飯」がアイスクリームでした。もう1人は、ファーストフードのポテトを買って帰って、それをビニール袋に入れ、手でモミクチャにし、そこにマヨネーズを加え、モミモミして「ポテトサラダの完成！」といっていました。

次の子は、カレーパンの中身をご飯にかけて「カレーライスができた！」といい、パンの皮は揚げてあるので、ビールのつまみにするのだとつけ加えました。

若い女性たちがこんな感覚では、将来、夫となる男性や、生まれてくる子どもたちが本当にかわいそうだと思います。

私が18歳の時に予感したことは的中しました。私の子どもが今の自分の年齢になった時、きっと、身近でガンという病名を頻繁に聞くだろうなと思っていましたが、実際その通りになってしまったのです。

「3人に1人はガン体質」の時代。40歳以上の人では「2人に1人がガンにかかる時代」だといわれています。2人のわが子がよくこんな話をしています。

「食生活って、生き残りをかけたサバイバルゲームだね。気がつかない者がこの世から去っていかなきゃいけない。なんとかして、皆に教えてあげられないものかなー」と、息子。娘は、「幼くしてわが子が大手術を受けたり、死を宣告されたり。逆に、幼い子を残してお母さんが子どもの前からいなくなる。そんなことは不幸すぎるから、避けなきゃいけない！」と言っています。

でも、決して手遅れではありません。今、気がついて、自覚して食生活を変えれば、体質改善はできるのです。

わずか17分で元気なわが子を出産

私は、病院でおぞましい実態を知ったことで、1年かけて徹底した体質改善をはかりました。そのおかげで、上京から1年目にして「チビ、デブ、ブス」のコンプレックスから解放されました。

そして、22歳で結婚し、24歳で長女を、26歳で長男を出産しました。

この2人の出産にはエピソードがあり、病院はじまって以来の特ダネとして、いまだにお産教室で語りつがれているそうです。なぜなら、2度とも安産すぎて医師が間に合わなかったから。これも私が体質改善をしたおかげです。

私の親友は、微弱陣痛で長い出産時間がかかって産む力が弱まってしまい、産道にいる赤ちゃんにとても負担がかかってしまいました。そして、最後は赤ちゃんの頭を吸引器で引っ張り出したそうです。

一方、初産で分娩室《ぶんべんしつ》に入った私は、陣痛が始まってわずか17分で長女を出産。

そのとき、担当医と婦長は外来に行って、若い看護師が1人で取り上げてくれました。

「あら、まあー産んじゃったのー?」と婦長。

「1人で産んじゃったよ、この人はー」と医師。

「こんなきれいなお産をする人、珍しいですよ」と褒められました。

身内も誰一人駆けつける間もないほど早いお産で、「鼻からスイカ」のような痛みはありましたが、短時間で、まるまる太ったわが子を胸に抱くことができたので感慨もひとしおでした。

2人目の時は、さらにスピードアップ。今度こそはその瞬間を逃すまいと、家族は全員廊下に大集合。私は笑顔で分娩室に入りました。入室から何と4分後、「オギャー! オギャー!」と、廊下まで響く元気な産声でした。

こうして、３４００グラムの長男が産まれました。この時も出産前の処置や消毒が間に合わないまま、また1人で産んでしまいました。外来から駆けつけた先生も、間に合わなかったのです。婦長に、「あなたのような方は初めて」とびっくりされました。

このように、食生活の改善で体質が変わることを、私は身をもって実感してきたのです。70キロ近くまであった体重が、1年間で47キロのベスト体重になり、それ以来ずっとリバウンドなく維持し続けているのも、無理な「制限食」ではなく、「食べる」健康ダイエットだから。おかげで、思春期には肌に自信がなかった毎日でしたが、美白効果が出てきて、ニキビ跡や吹出物等も改善され、シミ、シワ、ソバカスも時間とともに薄くなってきました。「このままでは子どもが産めない」といわれたからだでしたが、それどころか、楽々お産で2人の元気な子どもにも恵まれました。さらに、ストレスによる神経性水疱症にかかってできた、醜《みにく》く削れた皮膚も、キメ細かい肌になりました。

ですから、人にいえない悩みやコンプレックスがある人は、どうか食医食体質改善法を実践してみてください。きっとその苦しみから脱出できます。

「不自由になるかもしれない」といわれた足が完治

食医食体質改善法を実践すると、体質が変わるので、思わぬアクシデントがあった時にも、大きなダメージや後遺症に悩まされる危険性がグッと少なくなります。

わが家でも、大きなアクシデントがありました。長男が小学生の時に事故に遭ったのです。

家族で1泊の車旅行に出かけたときのこと。不運なことにそこで事故が起きてしまいました。息子が複雑骨折、腎臓破裂と悲惨なもの。救急車の中でも血尿が止まらず、半ズボンは真っ赤になり、大変危険な状態でした。命の危険も感じましたが、全治3カ月の重症といわれ、即手術となりました。40針も縫う大ケガで、手術は無事終わったものの、あまりのショックで私も娘も放心状態でした。

長男は足が自慢の子です。幼稚園の頃から飛び抜けて足が速く、小学校入学からも全校あげてのクラス対抗リレーではいつもクラス代表として走るほどです。

息子にはその時いえませんでしたが、手術前、医師からは、「止血をしていなかったら、まず助かっていなかったでしょう……。もし助かったとしても、筋も切れており、完璧に治るのはむずかしく、足が不自由になるかもしれません」といわれていました。

足が自慢の子から、その足を取り上げるのかと思うと、死んでしまいたい気持ちになりました。娘からも「元に戻る力があるって、お母さんいったじゃない！　その力があるんでしょ！　元に戻してあげてよー」といわれてしまいました。

私は、すぐに手づくりの料理と還元水《かんげんすい》を病院に運んで、栄養補給と解毒《げどく》を同時に行いました。すると、常日頃から完璧な食生活をさせ、還元水も飲ませていたので、入院して18日目に、小児科のお医者さんから「腎臓の回復がとても早く、生命力の強いお子さんですね」といわれました。

傷の炎症もおさまりが早く、骨折もつながりが早いとのことで、自宅看護でかまわないという許可がおりました。入院から通院になり、ギプスは3カ月間つけっ放しでしたが、学校にも送り迎えしながら通い、勉強にも遅れることなく無事完治できました。

その年の秋の大運動会では、去年と同じくクラス代表対抗リレー選手に選ばれ、思いっきり走ってくれました。

私は、この時期から、さらに自然治癒力《しぜんちゆりょく》や免疫力を高める重要さを実感し、活性酸素除去能力に関する情報を集め、必死になって子どものために尽くしました。

その結果、息子は何の後遺症もなく、すでに成人を迎えています。青春時代は、ボクシング、空手、ブレイクダンスと毎週レッスンに通い、今は筋トレやジム通いをしています。2人の子どもを育ててきて、アクシデント以外で保険証を使わずに済んだことが何よりの感謝です。

2人とも、風邪ひとつひかずに毎日、健康な生活を送ってくれています。

一つの食で家族全員の体質改善ができる

家族全員の健康を望まない人はいないと思います。

家族の健康を望むなら、「生活習慣の中で万病の引き金となる活性酸素除去につとめる」、これを基本とすると良いでしょう。

毎日口にする食は、台所から生まれます。隣りに指導者が立っていなくても、自分たちでできる内容でなければ継続できないし、結果も出せません。食医食体質改善法は、そんな家庭の台所で行える食指導です。

まずは、料理の源、生命の源である「水」を変えてみることです。

血液は生命の源泉であり、健康なからだを継続するには、血液をきれいにすることが大前提になるからです。血液は体重のおおよそ8%を占めていて、体重が65キログラムの人ならば2リットル。これだけの血液が、全長約9万キロメートル（地球2周分の長さ）といわれる血管の中を通常は約50秒間で1周しています。

幼児期には体重の80％が水分で占められ、成人の場合でも約70％が水分です。この水分が、水道水のような塩素入りの水か、活性酸素除去水かでは、ヘドロと清水との差ほど違いがあります。

血液は大きく分けると、血漿《しょう》と血球の2つの成分からできていますが、血液の約80％は水分です。しかも、この血液はからだの細胞に変わっていき、その生命の源である血液をつくっているのは「食べ物」と「水」なのです。その水を還元力の高い（酸化しにくい）水に変えると、血液がサラサラにきれいになって、からだの機能が高まります。

活性酸素を除去してくれるからだに良い水

食医食関連のキッチンには、還元水をつくる「医療用電解水生成器《でんかいすいせいせいき》」が設置されています。

電解還元水は、浄水器《じょうすいき》を通して水道水を浄化した後、さらに電気分解することによってアルカリ性イオン水（還元水）と酸性イオン水（酸化水）とに分かれます。

アルカリイオン水は還元力が大きく、そのため還元水（電解還元水）、または「水素豊富水」等と呼ばれています。この電解水生成器は、厚生労働省によって医療機器として認可されており、「消化不良・胃酸過多・制酸・慢性下痢・胃腸内異常発酵」への効果が期待されています。

ちなみに、厚生労働省の認めた「還元水」「酸化水」の効能・効果は次のようなものです。

◎厚生労働省の認めた「還元水」の効能・効果

1．慢性下痢の治療
2．胃酸過多の治療
3．消化不良の治療
4．胃腸内異常発酵の改善
5．制酸作用

◎厚生労働省の認めた「酸化水」の効能・効果

アストリンゼン効果（化粧水、収れん作用）

また、この還元水には以下の特徴があります。

1．ｐｈ8.5～ｐｈ10.5
2．有害物質を含んでいません。
3．水の分子（クラスター）が小さいのでからだの隅々まで入ります。
4．活性水素を多く含みます。
5．酸化還元電位がマイナス２５０～マイナス３５０あります。
6．医療用としての承認を受けています。

私は、この水を体質改善用、料理指導にも使用するようになって30年近くになります。当初はなかなか数値に満足できる生成器《せいせいき》にめぐり合えず、四苦八苦してきましたが、現在ではこの還元水のおかげで短期間で結果が得られ、実績を積めるようになりました。

この生成器は、〝命の水〟として、家庭での体質改善、美容といく通りにも活用できます。一方の蛇口から還元水が出て、他方からは酸化水が出るので、からだの外と内で大いに活躍してくれています。

もちろん、この電解水生成器でなくても、還元力が高い水、つまり、酸化還元電位が低い水であれば、他のものでもかまいません。

酸化還元電位とは、溶液の酸化力や還元力の目安となる数値です。酸化還元電位が低ければ低いほど、活性酸素の働きを抑えることになります。

水道水の場合は、プラス４００～プラス５００ｍｖであり、ＰＨは7前後です。ＰＨとは溶液中の水素イオンの指数をあらわす単位であり、溶液の酸性度やアルカリ度をあらわすもの。中性はＰＨが7、酸性はＰＨが7より小さく、アルカリ性はＰＨが7より大きくなっています。

病気にならないためには、ＰＨが8.0～10.5で、酸化還元電位がマイナス２５０～マイナス３５０ｍｖの水が条件です。人は生まれた時から過酸化状態（老化）に向かって毎日を送ります。電気分解により得られたマイナス２５０ｍｖという強力な還元力を持つ水は、この過酸化状態を正常な状態に戻す（還元する）大きな役目を持っているのです。

最も大事なポイントは、水道水を料理や洗顔などに使わないということ。そして、あくまでも、活性酸素を除去するからだに良い水を毎日の料理に使うこと。そうすればあなたの家庭も「健康一家になれる」のです。

一度、今、使用されている生成器をチェックしてみてください。酸化還元電位は、マイナス250～マイナス350mv位の数値を示していますか？　PH8.0～10.5とちゃんとアルカリ性を示していますか？

よく次のような質問を受けることがあります。

「PH8以上の水は、胃液を薄めたり、胃に負担がかかって悪いのではありませんか？」

しかし、水道水の水質基準は、PH5.8～8.6であることをご存知でしょうか。

PH8以上の水が胃に悪いのであれば、水道局の水質基準そのものが問題であるということになります。地域によっては、PH8以上の水が送られている可能性もあり、さらに、塩素という毒素や発ガン性物質のトリハロメタンやトリクロロエチレンまでも含まれています。だからこそ水道水は論外なのですが、これらが除去されている還元水を問題視すること自体おかしな話だと思いませんか!?

食べる癒しの家庭料理

調理に使う水を還元力の高い水に変えるだけでも、もう8割方はクリアーしたのと同じです。

還元水は溶かす力も強いので、スーパーで買ってきた野菜でもその水で洗えば余計なものを洗い流してくれたり、ハム、ソーセージ、ちくわ、かまぼこ、つみれなどの加工食品でも、この水でゆでこぼしをしておくと、食品添加物を多少は取り除くことができます。

また、お米を炊く時、水道水で炊いたものよりも粘りと香り、こしがあり、古米であっても新米のコシヒカリのような味に変身してくれます。それは、お米に含まれているアミロースという多糖類が、吸収率の高い還元水でよく膨張するからです。ふっくらおいしい、米粒の立ったご飯が炊けます。

最近では、「お客さんが並ぶ店」といわれているような、有名飲食店や一流ホテルのレストラン、高級料亭、お米が命といわれている丼物や洋食ライス店などでも還元水が使われています。還元水を調理に使うことで、次のようなメリットが得られます。

◎還元作用があり、酸化防止作用がある

酸化されて劣化してしまった食べ物を還元することによって、鮮度を復元する働きをします。同時に、食品の酸化によるさらなる劣化を防止してくれます。

◎抽出《ちゅうしゅつ》作用が強い

だしが出やすくなり、全体のうまみ成分をよく引き出してくれます。また、野菜のアク抜きや、農薬落としにも効果的です。

◎潤性《じゅんせい》がある

水の分子（クラスター）が小さいので料理の素材によく浸透し、柔らかく味をしっかり仕上げてくれます。

このように、活性酸素除去料理は、料理の要である水そのものが還元力の高い「活性酸素除去水」なので、それを食べる人間のからだまで活性酸素を除去してくれることがおわかりいただけたかと思います。

しかし、水が活性酸素除去水だからといって、この水で「カップラーメン」をつくって食べる人がいたらどうでしょう？

良いものが、プラスマイナスゼロ、良いものでなくなってしまいますね。

基本の水、そして食材が「活性酸素除去食材」で、調味料も「活性酸素除去調味料」だったらどうでしょう。さらに、それに加えてつくり方までもが、「活性酸素除去料理方法」だったら、もうこれで「食」は完璧になります。

こんな主旨で生まれた料理が、食医食料理＝活性酸素除去料理です。

ただし、見かけは全く普通の一般家庭料理と変わりませんので、毎日の食卓に何ら違和感のない形で並べられます。だからこそ特別な意識を持つこともなく、毎日おいしく食べることができ、またカロリー計算もしないまま、気がついた時には家族全員の心身の悩みが解消できてしまう。

これこそ、〝食べる癒し〟の家庭料理です。

「頭で食べる」時代

「もっと簡単だったら……」「初めてで何もできないのですが……」「包丁の使い方も知らないのですが……」「お米の水加減も分からないのですが……」

そんな前置きをしてから、料理教室に通い始める人が多いようです。

私の教室の生徒からは、「もう面倒なことはイヤだから、教室でつくったものを分けてくれませんか？」「料理教室のレシピでお弁当をつくって売ってくれませんか？」「教室の料理を冷凍食品にしてください」などのご要望もありました。

どんなに料理が好きな人でも、生活の中で、体力的・精神的に容量オーバーになれば疲れてきます。女性がお米の水加減すら知らないとか、みそ汁すらつくれないというのはいささか問題かなとは思いますが、私もずっと母子家庭で当時2歳と5歳の子どもをかかえ、女手ひとつで立ち止まることもできないくらい働いてきたので、そんな女性の気持ちはよくわかります。

働く女性であっても、食卓に並ぶ3品のおかずのうち、2品が冷凍食品でも1品だけが手づくり料理なら良いではありませんか。大切なのは「無理をしないこと」です。

そこで問題は、手抜きの仕方。その時に使った冷凍食品が、活性酸素を除去してくれるような無添加、無農薬、素材も活性酸素除去成分たっぷりのメニューであれば、それでもOKだと思います。

間違ってはいけないのは、手抜きの穴埋めに、健康食品やサプリメント（ビタミン剤を含む栄養補助食品）に頼りすぎないことです。今の働く女性やサラリーマンの方々は、食事を平気で抜き、健康ドリンクや栄養剤で、「食事をすませた気分」になっているようですが、それでは根本的な体質改善にはつながりません。

なぜなら、血液そのものが変わっていないから。

人間の血液は１４０日で入れ替わり、皮膚細胞は２７０日で入れ替わるといわれています。食医食体質改善指導では、この血液の浄化に焦点を置き、早い人で２カ月、長くても４カ月ほどで血液がきれいになって体質改善の実感を得ることができます。

その意味で、これからの時代は、自分のからだをどう改善すべきかをちゃんと考えて食を選ぶ、「頭で食べる」時代ではないかと思います。

病気になりやすい体質の傾向と対策

体質改善は、まず病気になりやすい体質かどうかを見極めることから始まります。そこで、病気になりやすい「傾向」を知っておけば、できるだけ早い「対策」が立てられます。

その傾向が「酸化」であり、対策が「還元」です。

人間が酸化（サビる）するということは、次のようにあらわすことができます。

1．脂肪を酸化 → 過酸化脂質
2．タンパク質を酸化 → 老化現象
3．酵素類を酸化 → 生活習慣病の発生
4．遺伝子を酸化 → 遺伝子の異常（ガンの発病）

何度もいうように、これらは全て過剰な活性酸素の攻撃によって起こります。

もう少し詳しく説明しましょう。

人間の細胞は、不《ふ》飽《ほう》和《わ》脂《し》肪《ぼう》酸《さん》を含んでおり、そもそも活性酸素が入り込みやすく、サビやすいもの。化学的にいうと、不飽和脂肪酸は炭素が二重結合で結びついていて、二重結合の部分に活性酸素が結合することで、酸化するのです。

スナック菓子やカップラーメンの製造過程には、油で揚げる工程があります。そのため、これらの商品には不飽和脂肪酸が含まれていて、過酸化脂質がつくられます。ですから、スナック菓子やカップラーメンで1食を済ませている人は要注意！

この過酸化脂質の問題を考えると、アトピー性皮膚炎に、サメの脂《あぶら》や馬油を塗ることは考えものです。また、日焼けオイルを塗って海辺に寝そべることも同じ。患部に塗った不飽和脂肪酸が、紫外線によって過酸化脂質に変わり、かえって悪化させてしまう恐れがあるからです。

紫外線といえば、皆さんはこんな時に「なぜ？」と感じたことはありませんか。

真夏の太陽の下、ピチピチギャルがビキニ姿で露出度全開という中、「私は日に焼けるとすぐに、

万病の元「活性酸素」とは？

酸素毒という一種のサビです。

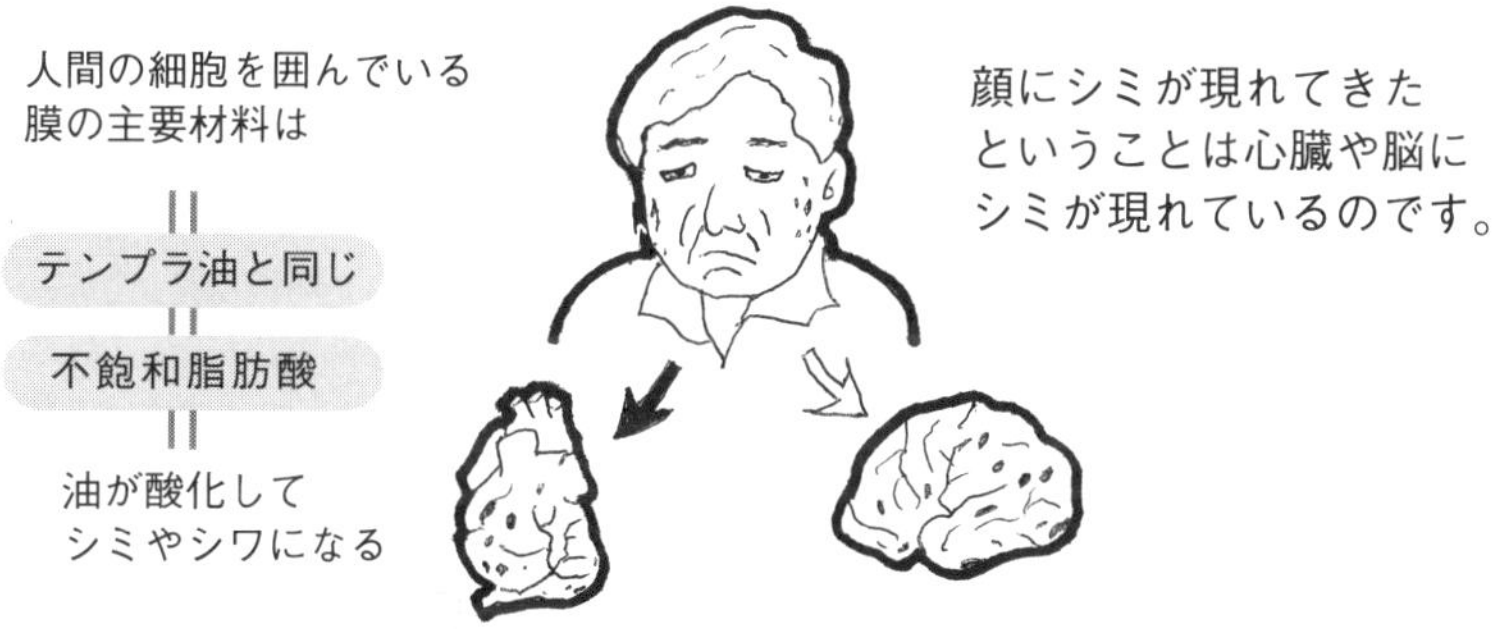
人間の細胞を囲んでいる
膜の主要材料は
＝
テンプラ油と同じ
＝
不飽和脂肪酸
＝
油が酸化して
シミやシワになる
顔にシミが現れてきた
ということは心臓や脳に
シミが現れているのです。

※活性酸素は、反応性に富んだ（活性）酸素であり、いろいろな要因によって「病気」や「老化」を起こします。
人間は、消費する酸素の約２％は活性酸素＝「酸素毒」として侵入してくる細菌やウイルスを殺しています。しかし、必要なだけの活性酸素だけがつくられればよいですが、増えすぎると自分の体の組織をも攻撃し、さまざまな病気の原因となり老化も早まります。

シミ、シワ、ソバカスができるのに、あの人は、なぜ、あんなに肌がきれいなの？」と。

これは年齢や体質の違いですが、ここで問題なのは、昔と違って紫外線の量が増えていることです。

私が子どもの時や、自分の子を産んだ頃には、母子手帳に「日光浴をさせてください」というくだりがありましたが、今はこれが「外気浴をさせてください」に変わっています。外気浴とは、直接日光に当たるのではなく、戸外の空気や光に触れることです。

なぜこのように変わったかというと、赤ん坊も大人も同じ紫外線による活性酸素の影響を受け、その害が大きくなっているからです。愛する子どもを

「健康で、風邪一つひかない子どもに育てたい」とか「お日さまに当てると丈夫になるから」などと、日光浴をさせるのはもはや危険な時代となったのです。

親子でお散歩程度がほどよい健康法。現に、オゾン層が破壊されたことにより、恐ろしい量の紫外線がこの地球に降り注いでいるのです。マイカーの排気ガスや、各部屋に一台になりつつあるエアコンに使用されているフロンガス、工場の燃料使用によって発生してしまう二酸化炭素……これらが、オゾン層をどんどん破壊しているのです。地球温暖化の問題も全てここからきています。

私たち人間が経済発展のみを考え、森林を切り倒し、自然破壊を続けた結果、異常気象が続き、今ではヨーロッパ各地でも１００年ぶりの大洪水や、アルプスの雪までもが溶けて山肌が見えてきているそうです。オゾン層は余分な紫外線をカットする役割があります。殺菌に必要な量の紫外線だけを地球上に到達させて、残りは反射させてしまうという離れ技をみせてくれるのです。

そんな大事なオゾン層が破壊されることによって増えている紫外線は、肌を破壊して活性酸素を発生させてしまいます。私たちは毎日、〝空からの殺人シャワー〟を浴びながら生活をしているようなもの。おそらく、今後はさらに地球規模で皮膚ガンの患者が増えていくのではないでしょうか。すでに農家の人に皮膚ガンが多いという発表がなされていますが、このような事実からして、紫外線を浴び過ぎることは自殺行為に等しいと思います。

仕事でどうしても外で作業をしなければならない人や、毎日田畑に出かけなければならない人、野外でスポーツをする人のように致し方ない人の場合は、とくに活性酸素除去に努めることが必要です。

外で浴びざるを得ない紫外線によって、体内に活性酸素が大量に発生したとしても、からだの中から除去すれば、長生きできますし、病気にかかることもないでしょう。また、からだの外側の予防でも、活性酸素除去を主体に開発した素肌活性品もありますので、内と外から同時に実行すると何も怖いものはなくなります。しかし、製品選びを間違えるとかえって紫外線による過酸化脂質となり、肌にも活性酸素毒が溜まるので注意が必要です。

さて、ここで今の自分はどのような体質なのかを知るために、次の10項目にチェックしてみてください。

〈体質チェック項目〉

1. 睡眠はきちんととれていますか？……………………………□
2. 三度の食事はきちんと食べていますか？……………………□
3. 疲れを翌日まで、持ち越しますか？…………………………□
4. お酒をよく飲みますか？………………………………………□
5. タバコを毎日吸っていますか？………………………………□

6．ストレスが多く、イライラしますか？……□

7．かぶれや、傷の跡が残りますか？……□

8．すぐに風邪をひきますか？……□

9．偏《へん》頭《ず》痛《つう》や肩こりはありますか？……□

10．花粉症やアトピー、アレルギー体質ですか？……□

次に、「病気になる体質はこうしてつくられる」の項目をチェックし、自分に問いかけてみてください。思い当たる項目が多いほど、ガン体質に近づいているので、早急な体質改善をおすすめします。

〈病気になる体質チェック項目〉

1．あなたの睡眠時間は7時間以下ですか？……□

2．運動はあまりしないほうですか？……□

3．排気ガスの多い環境にいますか？……□

4．紫外線によく当たりますか？……□

5．電磁波の多い環境にいますか？……□

6. 家庭内のことで悩んでいることはありますか？……□
7. 職場環境や仕事の内容に不満がありますか？……□
8. 仕事のために拘束される時間は1日平均10時間以上ですか？……□
9. ため息をつくことが多いですか？……□
10. よく外食をしますか？……□
11. 水道水を飲んでいますか？……□
12. 添加物入りの食品をよく買いますか？……□
13. 料理に白砂糖を使っていますか？……□
14. 油っぽいものが好きですか？……□
15. インスタント食品をよく利用していますか？……□
16. コンビニ弁当をよく食べますか？……□
17. スナック菓子をよく食べますか？……□
18. 輸入フルーツをよく食べますか？……□

病気にならないための心の持ち方

病気になる体質は、今挙げた食生活や生活習慣以外に、心の持ち方も大きく影響します。とくに、目に見えないストレスは他人にはわからず、ストレスによる活性酸素対策も自分自身でしかできません。

ひとにストレス解消のための応援を頼むことはできても、決断するのも行動するのも自発的にやるしかありません。

悩みや苦しみというのは、その悩みに抵抗するから悩み苦しむわけで、私は抵抗せず、まずは全て自分で開き直って受け入れることにしています。

「なったものは、今さら悩んだってしょうがないじゃん！」と。

どんなに悔やんでみても、決して過去を取り戻すことはできません。

そこで、抵抗すればするほどストレスが溜まって、活性酸素が増え、最終的にはうつになったり、からだも不調になって悪循環に入り込んでしまいます。

ですから、大事なのは、過去にとらわれず、「今」をしっかり生きること。

私は末期ガンの延命《えんめい》治療プロジェクトの仕事や、ホスピスの仕事にも関わった経験がありますが、死を宣告された方々が残された月日をどんな気持ちで生きているのか――その姿は壮絶なものがあります。

そこで、皆さん口をそろえておっしゃる言葉が、「1日1日を大切に生きたい！」です。元気な人は、まさか自分が死を迎えるなんてみじんも考えていません。１５０年後は、全世界の今現在生きている人たち全員が、完全にこの世から1人もいなくなるという現実。しかし、そう考えて今を生きている人が果たしてどれくらいいるでしょう？

人間は、誰もがこの世に生を受けてから確実に活性酸素によって死に向かっています。せっかく人生を生きるのなら、老後は床につくことも、家族に介護されることもなく、自分の足で立ち歩き、最期まで家族ときちんと会話をして、目を閉じたいではありませんか。

現在、床につき、介護を余儀なくされている方、認知症やアルツハイマーなどで自分を見失っている方であっても、「元に戻る力」に精一杯の努力をしてみませんか？

それがまさしく「還元作用」です。

あなたが、陥ってしまった苦悩の日々の原因をしっかり認めて、受け入れて、抵抗をやめた時、きっと心が楽になり、何をすべきか新たな希望が必ず見えてくるはずです。

命があることはそれだけで幸せなことです。そして、どうか夢を捨てないでいただきたい……。

夢をあきらめた時が、人生をあきらめた時です。命さえあれば、あなたは大丈夫なのです。この世には、突然、命を奪われてしまう不条理もあるのです。

いろいろな犯罪で、なぜ自分が死ななくてはならなかったのか、その理由さえわからないままこの世を去っていった人びとも数えきれないくらいいます。また、自ら命を絶とうとする人も、自分の存在の大切さをしっかり見つめて、この世に2人といないあなたの希少価値は素晴らしく尊いものであることをどうか知ってほしい。今、命を持っているあなたは、確実に人生の勝ち組であることを自覚して、心から感謝してほしいと思います。

私はある教育委員会のセミナーで、自殺を考えたことのある人を対象にアンケートをとったことがあります。

「自殺を考えたときから3年以上が過ぎている人」に限り、「今、当時の、あの瞬間を思い出すとどう思いますか？」と質問したところ、80％以上の人が「死ななくて本当によかった」「ゾッとします。なぜあんなことをしようとしたのか、身震いがとまりません」と答えていました。

人生の苦悩に対する一番の薬は、「時間」であることをどうぞ知ってください。

時が過ぎることが、苦悩の一番の解決策であると私は考えています。ただひたすら耐えて、耐えて、自分を信じて生き延びてみることです。自分自身の思いをバネにすれば、きっとあなたの道は開かれていきます。

やはり、心身ともに穏やかでなければ、健康とはいえません。「病は気から」——昔の人はよくいったものだと思います。まさにその通りで、心が穏やかで豊かであれば、活性酸素除去能力も、免疫力も、自然治癒力も高められるのです。

悪臭便は腸内異常発酵によるガン体質の兆候

よく「ガンが消えた！」という体験談を耳にしますが、その場合も精神的なストレスから解放されたり、生活習慣を改善した結果、自然治癒力が高まってガンがなくなったというケースも少なくありません。

私はそんなケースに何例も直面してきました。ガンも老化も活性酸素が原因であるなら、活性酸素除去能力を上げる体質改善に徹すればガンに勝てる可能性は大なのです。

ある時、遺伝子工学の博士の先生から、とても興味深いお話を伺いました。

「ガンの遺伝というものは確かにありますが、そのきっかけをつくるのは、ほとんど生まれた後の後天的なものです。つまり、ガンの遺伝の可能性は、各自の生活習慣の積み重ねの中でガンにかかる原因スイッチを押すか押さないかにかかっています。そして、そのスイッチを毎日押し続けた結果、活性酸素が長年蓄積されて、最終的にガンという病気が確実に点滅を始めます」

つまり、ガン家系であっても、生活習慣に気をつければいくらでも予防ができるので大丈夫だということ。

では、予防のためのポイントは何でしょうか？

それは、活性酸素の発生を抑えるために、腸内環境を整えることです。

私たちの体内に活性酸素が大量に発生する最大の状況は、胃腸内が「異常発酵」を起こしている時だといわれています。

腸の働きは免疫力と深く関わっているため、腸内が異常発酵すると、いわゆる悪玉菌がどんどん増えて、免疫力が落ちて病気の原因になるのです。

腸内発酵の程度は、便の臭いでわかります。

「鼻が曲がるのではないかというほど臭い便」を排泄している時は危険です。これは、硫化水素《りゅうかすいそ》、アンモニア、ヒスタミン、インドール、フェノール、スカトール、ニトロソアミンなどの猛毒物質のためです。

つまり、「悪臭便」こそガン体質の大きなバロメーター。

生まれたての赤ちゃんの便は、まだ活性酸素の害をあまり受けていないので、色もやまぶき色で臭いもありません。私も、子どもたちの体調チェックはオムツにある便をじっくり観察しながら子育てをしてきました。その点、今のお母さん方は紙オムツ派育児が多く、大切な健康状態チェック材料である便を、オムツごとサッと丸めてゴミ箱に捨ててしまうケースが多いようです。

どうしても紙オムツを使わざるを得ない外出や旅行先では私も使っていましたが、普段は昔ながらの綿のオムツを自分でぬって子どものお尻にあてていました。便を見ることで子どもの病気に早く気づける場合が多いので、ぜひこれから赤ちゃんを産むお母さん方は、毎日の便チェックをしていただきたいと思います。

ガン患者の便は「黒くて臭い」といわれています。私が研修栄養士として病院にいた頃、ガン病棟に行くと、廊下を歩くだけで悪臭、異臭がしていたことを思い出します。

私自身、毎朝快便かどうかが1日の重要なスタートになっています。過労やストレス、睡眠不足、外食が増えると、てきめんに便が出にくくなったり、色が黒っぽくなったり、臭いが鼻についたり、トイレを出ても壮快感がありません。ゆううつな気分になります。

「やまぶきの　なぎなた一本　紙いらず　香りまたよし」

ある水の専門家の先生が、健康的な便をそんな歌にして大笑いをしたことがありますが、本当にその通り。色はやまぶき色で、なぎなたで切ったようにスパッ！　と大きな固まりの便が出て、紙でふく必要もなく、香りもしないのが理想的な健康便ということでした。それ以来私はいつも、「バナナみたいな便を！」と講演のネタに使わせていただいています。

もしかして、あなたの便は、黒くてヘドロ（あるいはウサギのふん）のようでとても臭くはありませんか？

太さ、長さ、色、自分の便を毎日意識してチェックしてみてください。

体質改善を続けていると、まずこの便に大きな変化が見えてきます。

便は腸からのお便り。体質改善が進めば進むほど、嬉しい便りが届くことでしょう。

野菜のいがぐり蒸し

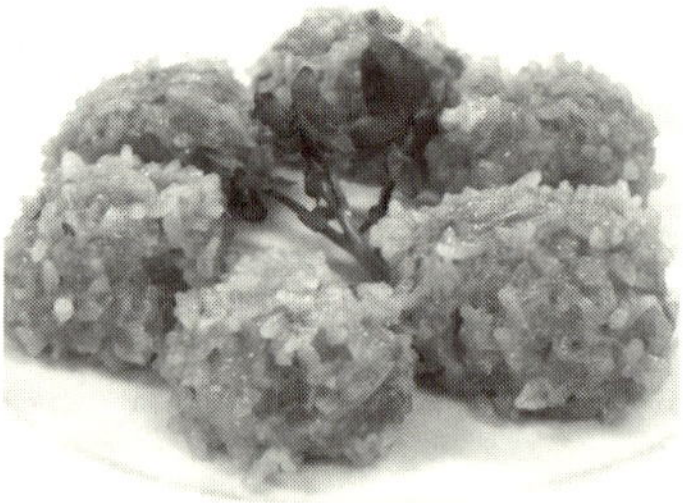

材料（4人前24個分）

もち米	1カップ
豚ひき肉	300g
パン粉	大さじ2
（牛乳	大さじ1）
人参	30g
ピーマン	30g
パプリカ	50g
しょうが	1粒
長ねぎ	1/4本
卵	1個

調味料A

しょうゆ	大さじ1．5
みりん	小さじ1
酒	大さじ1
塩	小さじ2/3
ナツメグ	少々
片栗粉	大さじ2
（米にまぶす）	少々
しょうゆ	大さじ1
食医食調味料	

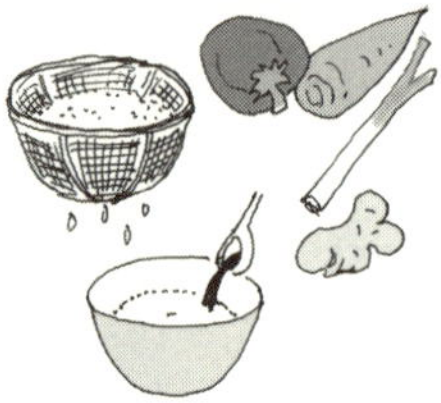

①

一晩水に漬けたもち米の水気を切って、しょうゆ大さじ１をからめます。パン粉を牛乳に浸しておき、野菜はみじん切りにします。

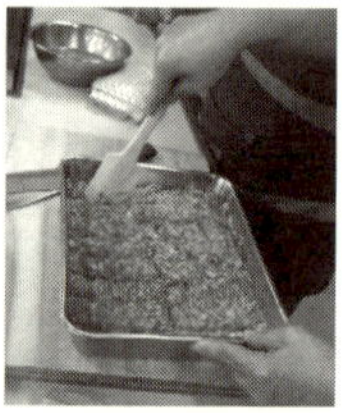

バットに敷き、均等に切り分けてから丸めると形がそろいます。

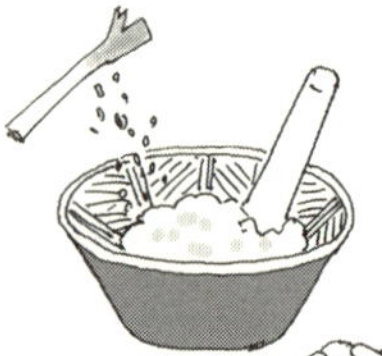

②

ボウルにひき肉をほぐし入れ、すり鉢で良くすり粘りを出してから、野菜とパン粉を混ぜ、丸めます。（右写真）

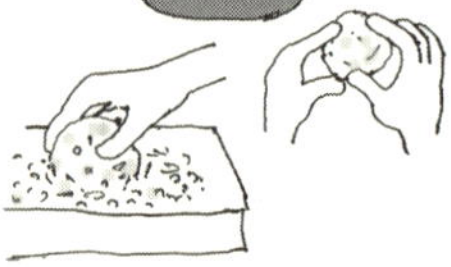

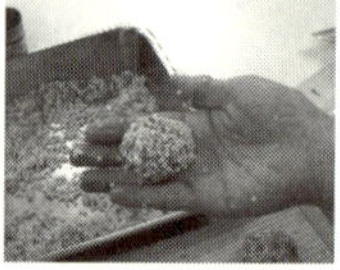

しょうゆを混ぜたもち米を軽くまぶします。

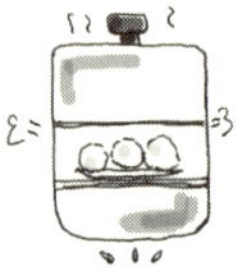

③

丸めた②にしょうゆを混ぜたもち米を全体にまぶし、蒸し器に並べ、20分ほど強火で蒸し、お好みで辛子しょうゆを添えます。

ここがポイント

すり鉢で野菜以外の材料を良くすり混ぜると口あたりが良くなります。

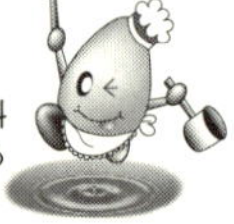

5

料理上手は健康&幸せ上手

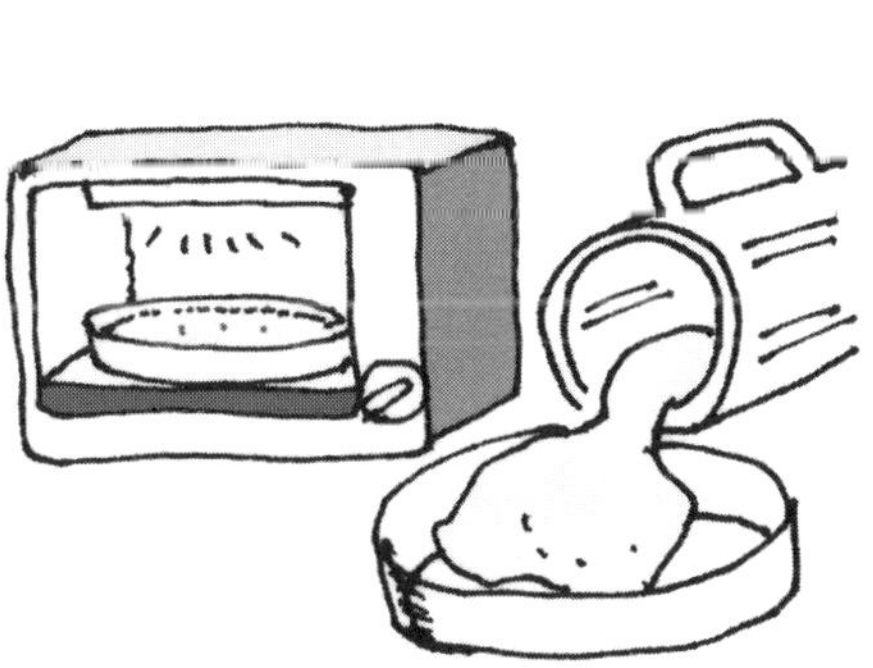

毎朝食べている食品の安全チェックを

病気にならないための対策は、できる限り添加物入りの食品を避け、安心して食べられる安全な食べ物をとること。しかも、それをできるだけ早い時期から行うことが大切です。

バナナ、モモ、メロン、ミカン、ブルーベリー等、子どもの好きな果物には、たくさんの添加物が入っていて、色や香りを人工的につけているものが増えています。離乳期からこんな加工品ばかり口にして育つ子どもは、味覚障害になる可能性が大きいといわれます。

企業戦略に乗せられて、親子ともどもキャラクターのついた添加物だらけのスナック菓子やおまけ付きのおやつを手にしていると、人工的な味を「おいしい！」と錯覚し、お母さんはそのまま子育てを続行してしまいます。

からだに良くないものを「おいしい」と感じてしまう味覚に問題がある以上、もはや「口」ではなく、「頭」で食を厳選する時代になったということです。

最近はコンビニでも「無添加」をうたっている所もありますが、「完全無添加」は少ないようです。「無着色」と書いてあっても防腐剤が入っていたり、「防腐剤は使用していません」と書いてあっても「アミノ酸等」という化学調味料を使用していたり、ウコン、クチナシ、カラメルなどと安全な印象の物を使って「ウコン色素」「クチナシ色素」「カラメル色素」と紛らわしい人工色素を使ったりと、どこかに落とし穴があるようです。

確かに、食べ物の安全性に考慮する企業も増えてはきていますが、まだまだ油断できない食べ物が多いのも事実。悲しいかな、国が認めているから安全なものが店に並んでいると思ったら大間違いです。体内に入る量の問題で、安全数値範囲内で許可がおりているだけのこと、同じ食品を、多量に、長期間口にした場合の保証は誰もしてくれません。

ですから、毎日食べている食べ物の安全チェックを、ぜひ一度家族でやってみてください。

ご飯に納豆の日本食、でも納豆に入っているからしやタレを混ぜて食べてはいませんか？　無添加も増えてきましたが、添加物入りのからしやタレがまだまだ多いようです。

卵は地鶏の卵ですか？

ハムエッグばかり食べている人はいませんか？

それは、発ガン性のニトロソアミンを含んだハムではありませんか？

コーヒーに、ダイエットシュガー（人工甘味料）のアスパルテームを入れて飲んでいる人はいませんか？

アスパルテームは、フェニルケトン尿症（フェニルアラニンの代謝《たいしゃ》がうまくいかない体質）の新生児が摂取すると、脳に障害が起きる可能性が指摘されており、マウスを使った動物実験では、精子の障害が報告されています。

お昼に、同じお店の弁当ばかり買って食べている人はいませんか？

コンビニのサンドイッチが大好きな女性はいませんか？

弁当にもサンドイッチにも、必ず添加物シールが貼り付けてあります。添加物のオンパレードの食べ物はあきらかに〝毒〟です。

お昼ご飯を菓子パンとクレープで済ませている女子高生、駅の立ち食いソバを常食にしているサラリーマン、添加物だらけのおにぎりを5～6個で空腹を満たしている男子学生等々……。おにぎりは、安全なおふくろの味だと思いがちですが、気をつけなければならないのは、その中身の具なのです。メンタイ、ウメ、コンブ、シャケと、一見問題なさそうに思いますが、この具に添加物を使用しているおにぎりも少なくありません。とくに、ツナマヨなるものは、本当にいただけません。

マヨネーズとツナを合わせたものですが、これはどちらも油と油。おにぎり1個だから低カロリーと安心していると大変なことになります。

マヨネーズは、卵の黄身に塩、コショウをして、酢を少々、コップ一杯のサラダ油を少しずつ入れてかくはんしたものですが、市販のものでは防腐剤が入ったものもあります。ツナはもちろんマグロの油漬けです。缶の中で酸化してしまったものも少なくありません。また、最近はスープ煮もありますが、無添加のものはあまりありません。

油は酸化が早く、からだに入れると活性酸素《かっせいさんそ》が大量に発生する恐れがあります。さらに時間が経てば経つほどに酸化が進むので、弁当類も、から揚げ弁当やカツ弁当、中華弁当よりは煮物中心の幕の内弁当の方がまだ健康的です。

とはいえ、煮物中心の幕の内弁当でも、やはり注意すべきは添加物。フタの上か弁当容器の底に貼ってある添加物ラベルをきちんと見てから買ってください。弁当には、お湯を注ぐだけでできるみそ汁やすまし汁が付いてくる場合もありますが、そこにも「アミノ酸等」という化学調味料が入っていることが多いので、これも必ず要チェック！

さて、夜になり夕食となった時に、手づくり家庭料理を食卓に並べている主婦はどのくらいいらっしゃるでしょうか？

最近、どのお店に行ってもお惣菜コーナーがスペースを広くとり、しかも、本を積むように重ねて「おふくろの味」まで売っています。昔のお惣菜コーナーは手間ひまかかるメニューが多かったと思いますが、最近では、サトイモの煮ころがしまであり、そのくらいはつくってほしいなと思うことが多々あります。

パックに入った「白ご飯」が飛ぶように売れていくのにも、びっくりです。お赤飯ならまだ納得できますが、ご飯まで買っていたのでは、からだのことが心配です。「白ご飯」にも防腐剤を入れて炊く業者がいることも忘れずに！　また、水道水で作ったお惣菜は、どんな「おふくろの味」でも、塩素入りであることに違いはありません。さらに、その上に添加物を入れているものも多いという危険性があります。

確かに無添加に徹しようと努力している企業はありますが、水まで還元水《かんげんすい》にしたり、食べ物を入れる容器の安全性や、添えるタレやマヨネーズ、ソースまで全て無添加というところはまだあまりないようです。

一人暮らしの人は、ほとんど外食が多いようです。しかも、この不景気で食費を切り詰めるためか、カレーライスだけとか、カツ丼、スパゲティ、ラーメンだけと単品料理が多いようです。おまけに、お酒を飲む人は、高カロリーのおつまみでバランスの悪い食べ方なので、さらに病気になりやすい酸性体質になっていきます。

その上に、発ガン性の危険性のあるタバコをスパスパやっていたのでは、タバコの発ガン性物質をアルコールがからだ全体に送ってしまいます。くれぐれも、お酒を飲む方々は、タバコを吸いながらお酒を飲まないように気をつけてほしいと思います。

そして、おつまみも、冷奴（湯豆腐）やおさしみ、酢の物、ゴマ和《あ》えなど、純和風の物を選択するとずいぶん救われます。レーズンバターやフライドチキン、マリネなどの脂肪分の多いおつまみは、とくに選ばないようにしてください。

「まずいよなあ～」と思いつつ、お付き合いでどうしようもない場合は、自宅に帰ってから還元水をガブガブと飲んで解毒、排毒をしましょう。還元水はとても戻す力が強い水なので、決して悪酔いせず、翌朝、さわやかな目覚めがくるのでとても助かります。

電子レンジでチン！　も危険な一面あり

もう一つ、調理の際の注意点があります。

それは電子レンジです。レンジでチン！　とする度に、有害な電磁波を浴びて全身に活性酸素が発生しているのです。しかも、そのチン！　としている食べ物が添加物だらけとしたら、その人の寿命さえ心配になってきます。

かつては自炊をしていた人たちが、いつのまにか「レンジでチン！」と手抜き食に変わっている事実は見逃すことはできません。

もしもこのような食習慣が、あなたの中に定着してしまっているとしたら、すぐにでも体質改善を！

とくに、将来子どもを生む可能性のある女性は、気をつけてください。

なぜなら、女性のからだはあなただけのものではないからです。

添加物だらけでできたからだに、新しい命が宿った時が怖いのです。母体の毒素が全部お腹の赤ちゃんにいってしまいます。ですから、妊娠の可能性がある限り、将来新しい命を授かる責任を持って、健康なからだで健康な赤ちゃんを産んでいただきたいと思います。

女性が大好きなデザートやスナックなどを口にする時にも、添加物のチェックをし、「レンジでチン！」の習慣はやめること。

また、最近は若い女性の喫煙も目立っていますので、結婚以前から発ガン性の可能性がある喫煙は極力避けていただきたいものです。

何を勘違いされているのか、歩きながらファッションのように、「スパアーッ」と煙を吐いている人たちを見かけますが、「あなたも、3人の中の1人のガン体質になってしまいますよ！」と声をかけたくなる毎日です。

料理上手は健康上手で幸せ上手

これまで、料理教室を通して出会った人たちが何万人もいます。その方々は、体質改善を通して意識も変わり、いろいろな含蓄《がんちく》のある言葉を残してくれました。

「料理って、型にはまらなくても、自由にいろいろアレンジができて、とても楽しいものなのですね」

「料理って、素材の選び方によって、おいしい、おいしくないの差が歴然ですね」

「料理って、本当に人を幸せな笑顔にさせるものなのですね」

「料理って、人の命となり、毎日の健康の源になっているのですね」

どれもその通りで、「料理上手は、健康上手で、幸せ上手」だとつくづく思います。

私は小学校3年の時から手ごねパンを焼いていました。それから、お菓子づくりに興味を持ち、中学、高校では、自宅の食事をいつもつくっていました。

料理家になろうか、栄養士になろうか迷っていた時期もありましたが、どちらにも就職をせず、両方を抱き合わせて活かせる「健康料理教室」という自立の道を選択しました。

料理師範免許と栄養士免許があれば、きっと、もっと簡単で、経済的で、おいしくて、そして健康に良い料理が世の中に伝えていけるはずだと信じていたからです。

1日がかりで、あくせく3度の食事の賄《まかな》いをするのではなく、もっと楽しく気楽に食卓を整え、家族と団らんをともにする方法を世の中の主婦におすすめしたい——その考えは今も全く変わっていません。

プロである私でさえ、急いでいる時や面倒だなという時は、自分でつくった無添加のダシの素やスープの素を使って手抜きをします。あわせ調味料や、安全で安心な無添加の活性酸素除去食品だったら、楽をしてそれを使ってもいいではありませんか。

毎日の時間のロスと、材料の無駄、外食、コンビニ食、スーパーのお惣菜でも、材料や調味料に安全性を基本にした無添加食であれば、ぜひ活用していただきたい。

私のそんな想いと、食の世界を大きく変えようとしている企業とのタイアップにより、「食医食ブランド」（後述）の安全・安心料理やお菓子などが、新技術により、ようやく一般の食卓までお届けできるようになりました。

この冷凍技術は、従来の冷凍とは全く違います。これまでの冷凍による食べ物、食材の品質劣化は、冷凍処理によって食べ物の細胞や組織が破壊され、うま味成分が流失してしまうドリップ現象や、冷凍変性による物性変化、冷風による水分蒸発が原因で、解凍して食するとあまりおいしくない物が多かった。

しかし、新凍結法は、「細胞が生きている」状態なので、食べ物の鮮度をそのまま凍結保存することが実現できたのです。また、殺菌作用により食品安全性の向上にも効果をもたらし、保存料を使わず、つくりおきの弁当、惣菜、お菓子などが製品化できました。中国野菜の冷凍食品が問題となっていますが、冷凍の前の状態が農薬漬けの素材では話になりません。

この新凍結法による「食医食ブランド」は、「健康上手で幸せ上手」な方々がもっともっと増えてほしいという、私の願いから生まれた自信作です。

忙しいお母さんのための食医食シリーズ

幼稚園の「ママのお弁当日」。そのお弁当の中身はというと……、小型ハンバーグ、大きさピッタンコのエビフライに不自然に整ったミートボール、レトルト麺にオレンジ色の粉をふりかけたような色のスパゲッティナポリタン、タコやカニに姿を変えた赤いウインナー、デザートは不自然にピンクがかった缶サクランボ。どれもハンコで押したように同じ中身です。

こんなお弁当を食べている子どもたちや学生、世のお父さんに、お母さんの手を煩《わずら》わせなくてすむ、本当にからだに良くておいしいお弁当を、食医食シリーズでお届けする予定です。また、病気の人には、その病気に応じた、おいしくて安全な料理をつめた「病気回復弁当」をつくりたいと思っています。忙しいお母さんの手抜き、大いに結構ではありませんか。大切なのは、手抜きの方法論の問題です。安全・安心な手抜きであれば、家族には何の害もありません。害どころか、あまりふれあいのなかった家族に、手抜きが与えてくれる安らぎもあるのです。いつも完璧を目指さなくても、忙しいお母さんには、たまには安全・安心な手抜きもやってみていただきたいと思います。

料理は、基本的なことさえわかれば、テキストを見ながら誰でも簡単につくれます。子どものおやつ類も同じ。これからは、料理がつくれるか否かの前に、「健康についての知識を学ぶ」ことの方が先なのです。それが、結果的に家族みんなの健康につながるからです。

実際に、体質改善指導で出会った人たちは、料理教室の生徒よりもはるかに多い人数になっています。直接教室に来られなくても、通信で全国の人びとに受講生となっていただけるからです。

これまでの指導歴を通して、私はどれだけ多くの人たちが病で苦しんでいるのか知っています。また、どれだけ多くの人たちが無念な死を迎えてきたかも見てきました。

だからこそ、実践法としての料理よりも、やはり先に実行しなければならないのは、食医食理念。この考え方をいかにわかりやすくお伝えするか――この本を出版しようと思った最大の理由も、その点につきます。

どうか、献立を戦略としての「森」に、素材は戦術としての「木」にたとえて考えてください。そのうえで、「森を見て木を見ず」「木を見て森を見ず」にならない心がけが大切です。そこから、改めて家族や自分の健康に留意する心、そして、料理を手づくりする気持ちが生まれてくるはずです。

食医食の指導は、家庭の主婦を主に、家族全体に広がり、口コミによって周囲の人たちに着実に伝わっています。それだけ皆さん健康について、大きな関心を持っている時代だということです。

ただし、どうしてもうまくいかない人との間には、大きな「価値観の相違」がつきまといます。人は人それぞれであり、考え方も当然違います。価値観が違う人との関係は無理をしないことが一番です。相手が悟り、歩み寄りを見せてくれるまではそっとしておくのが賢明。料理指導も体質改善も同じです。自らが理解してその大切さを自覚しない限りは、いくら家族がすすめてもむずかしいので、そんな時には私も無理に指導はしないようにしています。

大和撫子の愛をもう一度

私が現在どんな仕事に携わっているか、さらにこれからの展望について、手短にお伝えしたいと思います。

現在は、名称を「ＮＰＯ法人　東京食医食学院」と「食医食キッチンスタジオ」として、全国活動をしています。最終的には幼稚園、小・中・高校の一貫食教育のできる女子大学に発展させることが夢です。女性が変われば男性と子どもたちの健康は、家庭レベルで守れる社会になると信じています。

このままでは、日本の国はいったいどうなってしまうのか不安でならないからです。

そこで、まずは台所に立つべきキーマンである、女性たちにもっと目を開いていただきたい。もう一度「大和撫子」的な愛をもって、家族を守る家庭的な女性たちが育っていただくことを切に願っています。

「おいしい」を「ウマイ」という女性たち、「コレ食べる？」というところを、「コレ食う？」と聞く女性たち、道端の素敵な花を見つけて「アラッ！　かわいい！」と立ち止まる女性と、存在すら気がつかず、通り過ぎる女性――日本女性が今、大きく変わってしまっています。

「何いってんの！　男が頼りなく、女みたいに弱くなったからよ！」と反論されそうですが、男性は世の女性たちが変われば、きっと変わってくれるはずです。たとえばこんなふうに……。

「朝ご飯食べてね。おみそ汁にだし巻き卵、アジの開きにホウレンソウのおひたしつくったの。急ぐと思うけれど、あなたの健康のために一生懸命つくったから、食べて会社へ行ってちょうだいねー」

「手づくりのお弁当よ。電車の中、邪魔になるかもしれないけど、幕の内弁当にしといたから、持っていってねー」

「健康のためにも、できるだけ夕食は帰って食べるようにしてねー。ちゃんと栄養バランスを考えて用意しておくから」

このような考え方の女性が増え、妻となり、母となれば、心身ともに健康で穏やかな家庭が築けるでしょう。子どもも、母性愛を持って接すればきっと親思いの優しい子に育ってくれるはず。そのために、手間が省けてお母さんも疲れないですむ料理が、「食医食家庭料理メニュー」です。

現代社会には、「相手の気持ちになる」という基本的な愛が少なくなったような気がしてなりません。「自分が、自分が」と自己中心的な人間が増え、思うようにいかないとすぐにキレてしまう。「もしも自分が、今、相対している相手だったら」と、もっと思いやりの気持ちを持つと、争いごとも少なくなるはずです。

少なくとも、私は、愛情のこもった手づくりの健康家庭料理がつくれて、安心・安全な食意識をしっかり持った女性たちがたくさん増えると、子どもたちも、男性たちも幸せな健康生活が送れると信じています。

もう一つ、食医食に関する活動の中に「健康サロン」の計画もあります。

年老いてゆく人たちに対しても、社会を支えてきた日本の財産として、心から感謝し、大切にしながら、第2、第3の人生を楽しく暮らしていただけるような仲間たちが集まれる「健康サロン」です。

私の両親は、今、78歳ですが、おかげさまで2人とも一度も入院の経験がありません。教職についていたせいか、ボケ防止とばかり、今でもたくさんの書物をよく読みます。音楽を聞き、歌も歌います。2人で旅をしたり、度たび孫たちの顔を見に九州から上京してきます。

父は、「定年退職してから、あり余った時間をどう過ごせばいいのか、とても戸惑ったことがある」といいました。そこで、私は、人生経験を積んだ人たちの新しい生きがいのスタートとして、「素晴らしい知識や経験を活かし、もう一度夢を持って世の中のためになることを一緒にできる仲間が集える場所がつくれないだろうか」と考えたのです。

70代、80代からでも、生きがいとなる自分のやりたいことが見つかる、そんなカルチャーのそろっている健康サロン。バリアフリーで、命ある者はみんなで力を合わせて助け合い、人のためになるような仕事ができて収入も得られる、いつも心穏やかに暮らせるそんな場所を準備したいと考えています。

病気も老化も活性酸素が原因なら、それを逆手にとって、健康を取り戻し、若返って、みんなで楽しく過ごしていきたいと思っています。そして愛するパートナーを失った人、地位や名誉、財産を失った人、どんな場合でも、命さえあれば人生やり直せるということを1人でも多くの方々と分かちあいたい、心からそう願っています。

死を実感したある体験

時の流れは早いものです。私自身、早くも人生の半分の年齢を過ぎました。とりわけこの数年間は、一生分の苦しみを一挙に経験したようにも思います。人にだまされ、傷を負い、法廷にも立ちましたし、家が全焼する火災にも遭いました。過去には子どもの大ケガ、自分の交通事故、病気での入院、弟の死、本当に人生いろいろです。

「人生には上り坂、下り坂がある。そして、もう一つ、まさかという坂もある」と言われますが、「まさか」が多いのもまた人生！　だと思います。

死を宣告された人から、「先生に私の気持ちなんてどうして分かりますか？　冗談じゃない、うわべだけで慰められても頭にくるだけ。後3カ月の命の私の気持ちが、先生に分かってたまりますか。何をいわれても無駄！」とはっきりいわれたことがありました。

でも、私は命の宣告をされた人の気持ちはよく分かります。

なぜなら、私も一度命を失いかけた人間だからです。

この話は、これまでどの講演会でも一度も口にしたことがありません。あえて、この著書に書きとめておきたいと思います。

平成7年2月2日、私は、執筆活動のために九州の大分にいました。宮崎県に近いホテルに泊まり込んで原稿を仕上げる作業をしていました。その日は東京で仕事があったので、大分空港から搭乗するか、宮崎空港からするか迷いながらホテルを出ました。

結局、少しだけ近い宮崎空港から搭乗することにして、空港まで自分の車で向かいました。ホテルを出る時、パラパラと雪が降り始めており、「大分は急いで抜けたいなあ」と思いつつの出発でした。大分と宮崎の県境にある三国峠にさしかかり、トンネルを抜けたところで私は目の前の光景を見て驚きました。

トンネルの先には別世界が広がり、センターラインも見えない銀世界がそこにあったからです。峠なので後は全て下り坂、くねくねした急カーブを下っていかなければなりません。チェーンをしていなかった私は怖くなり、路肩に車をつけて、携帯電話で空港で待ち合わせるはずのマネージャーに連絡をとろうとしました。

その時、先を走る軽自動車が対向車の大型トラックの下へすべり、数台前のダンプカーが、ガードレールをなぎ倒していきました。

そんな光景を目の当たりにして、あわてて携帯電話を耳に当てた途端、後ろからきた大きなワゴン車が、大きな音とともに私の車をビリヤードのように前に突き出したのです。路面が凍結しているため、その様子はまるでスケート場、ブレーキも効かないままスローモーションのように、前へ前へと下り坂をすべり始めていきました。

「あー、私は、もう、これでガードレールを飛び越し、谷底に落ちて死ぬんだなあー……」とやけに、冷静に分析を始めていました。

「あーあー、もうどうしょうもない！　これで終わりなのかな？　死にたくないのに……子ども2人はどうなるだろう……、まだやることがあるのに、生きていたいのに……もうダメだろうなあ、なぜ？　こんな運命？」

私はここで気を失いました。その時、とても信じられないやりとりがもう1人の私とありました。まるで、テレビのスイッチを入れるようにこんな場面が始まったのです。

私は大勢の人たちの中に立っています。なぜか私は真ん中にいて、その人たちは私を後ろから囲むように立っています。私は1枚の紙を見ていて、後ろの人たちも私に誘われるように私の持っている紙をのぞき込んでいます。もう1人の私は、テレビを見ている子どものように、もう1人の私に声をかけています。

「なぜ、そんな所にいるの？　何をしているの？」

返事はありません。聞こえていない様子で、一生懸命に書類を見ています。

「私にも見せてよ！　なに？　なに？」

すると場面が、もう1人の私の背後へと移り、大勢の人たちと一緒にその書類が見られる位置にいました。

Ｂ4大の紙が横になっており、左半分にはたくさんの文字が書いてあるのですが、どうしても字が見えません。字が書いてあることは確かなのですが、読み取ることができない。

次に、右の方に目をやると、私の名前が書いてあり、その名前の横には、郵便番号のような数字が書いてありました。よく見ると、その文字は、私の生年月日の３３３１５。

何だろうと思いつつ、もう一度左のページに目をやると、一番上に白抜きで書かれた「死亡」という字を見つけました。

私は「ダメ！」と叫び、もう1人の画面の中の私も「イヤ！」と叫び、その紙を振り返ったところにいた人に差し出していました。すると、顔がわからないので誰の手かははっきりしませんが、スーッと後ろから手が出てきてその書類を受け取ってくれました。

死以上に辛いことはない

フッと気づくと、私は病院へ運ばれていました。

あの気を失っていた時間――それは、いわゆる臨死体験だったのかもしれません。

本当に不思議な体験でした。

私はこの事故を境に何も怖いものがなくなりました。どんなに辛いことがあっても、死以上に辛いことはないと思っています。なので、どんなに大きな試練がやってきても、「私に超えられないハードルは絶対にない！」と自分を信じ、いつも「人事を尽くして天命を待つ」精神で、頑張っています。

1日、1日を生きていくことが、どんなに大切であるかを知っています。失ってからでは取り返しがつかないことを、この時の経験で身をもって味わったからです。

追突したワゴン車は、地元の自衛隊の幹部の方で、精一杯の誠意をもって病院へ通ってくださいました。人生には、どうすることもできない運命や宿命があるのかもしれません。でも、決して最後まであきらめないことです。

あきらめた時が終わりのような気がします。

私が望む幸せとは、「心が穏やかで、健康であること」です。そして、愛する私の周りの人たちもそんな同じ気持ちで生活ができるように、私ができることは精一杯していきたいと考えています。そして、健康を守り、健康を望んでいる人たちに食医食理念を伝えることが、今、私のできること、やらなくてはいけないことだと確信しています。

もしもあの日に命をなくしていたら、こんなに無念なことはないでしょう。病気になってこの世を去ることも残念ですが、突発的な事故は、さらに無念なことです。最近、「悔いのない人生」についてよく考えます。悔いが残らないためには、やはり「毎日を大切にし、健康で長寿をまっとうすること」ではないかと思っています。

バランスを重視する食医食の理念

私が長年やってきた体質改善指導は、糖尿病の基礎食を元に「9品目プラス海藻」の組み合わせで、30品目から40品目の食べ物を自然に摂取できるようにしています。

最も重視しているのは、栄養バランスです。

自然界は多様なもののつながりとバランスによって成り立ち、生命活動も全てバランスによって維持されています。

私たち人間も、そのような自然界の一部であり、バランス食こそ食医食理念の基本です。

具体的には、次のような内容です。


〈9品目〉

1. 乳・乳製品（低温殺菌牛乳・無添加製品）
2. 卵（地鶏の卵）
3. 魚（天然）
4. 肉（抗生物質不使用）
5. 豆・豆製品（遺伝子組み換えでない）
6. 野菜（有機野菜）
7. 芋類（有機野菜）
8. 果物（ポストハーベストなし）
9. 穀物（国産有機）

これらに海藻、砂糖（きび糖や黒砂糖）、油（一番搾りゴマ油・エクストラバージンオイルが望ましい）が加わります。

〈調理のポイント〉

1．塩素が入った水道水を使わない料理
2．農薬のかかった野菜を使わない料理
3．添加物の入った食べ物を使わない料理
4．添加物の入った調味料を使わない料理
5．活性酸素の除去能力を高めてくれる食べ物を使った料理

主な食べ物としては、とくに活性酸素の除去能力を高めてくれるゴマのセサミンや、カロテンの人参、かぼちゃ、ブロッコリー、トマト、オレンジ、アプリコット、ピーマン、リコピンのパプリカ、ビタミンB1を多く含む玄米、胚芽、大豆、レバー、酵母、ビタミンB2を多く含む卵、牛乳、ナッツ類、葉酸の緑黄色野菜、ナイアシンのイワシ、マグロ、ビタミンCを多く含むかんきつ類、核酸を豊富に含むビール酵母、ちりめんじゃこ、のり、カキ（貝）食物繊維の多い、ヒジキ、干しシイタケ、ライ麦粉、良質なタンパク質の納豆、牛乳、（低温殺菌）、豆腐、牛ヒレ肉、豚カタ肉など、一般的な食材を安全面で厳選しています。

見かけは、本当にごくごく一般的な、おふくろの味的な家庭料理と変わりません。

スタートは、一口ずつでもいいので、品数多く、考えて（頭で食べる）食事をすることです。栄養のバランスをいかにとることができるか、それが最も大切な体質改善の基本だからです。

味覚がおかしくなってしまっている「口」で食べる場合と違って、しっかりと「頭」で食べられるようになると、健康なからだと美しい肌を取り戻せ、それを保つことができます。この点だけは、どうかしっかりと「頭」の中に入れておいてください。

次に、カロリーの目安を示しておきましょう。

基本的に、1点80キロカロリーとし、それに20点をかけて、1日（3食）1600キロカロリーを目安として計算します。

〈9品目プラス海藻のカロリー目安表〉

以下のどの食品も1品が80キロカロリーです。

1．乳・乳製品　→チーズ　20・5グラム

2．卵　→1個　（50グラム）

3．魚　→1切れ　（70グラム）

4．肉　→薄切り　2枚　（60グラム）

栄養バランス食品群

9品目プラス海草

覚える数字は、ひとつだけ　80 Kcal

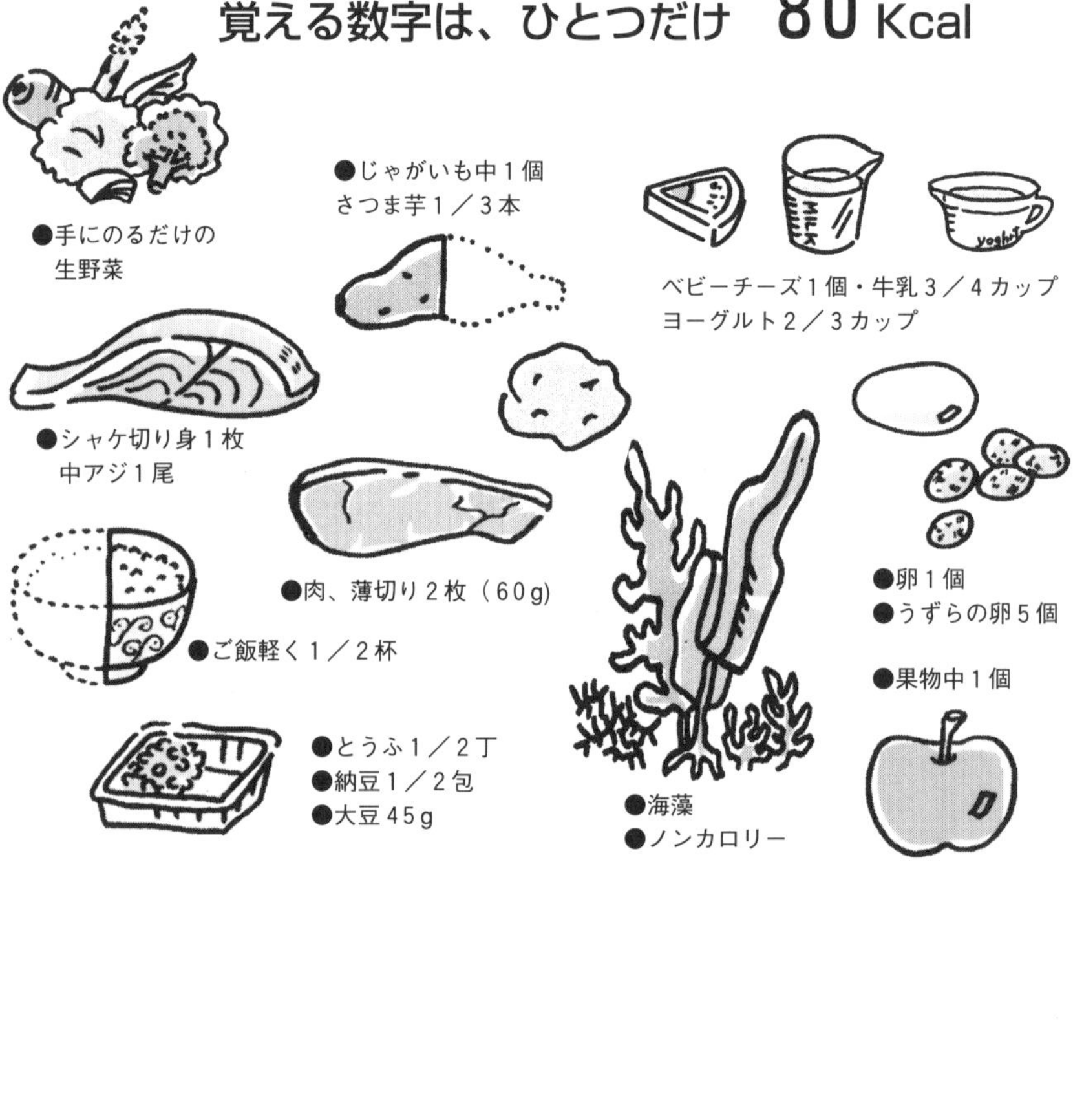

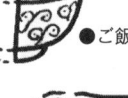

5．豆・豆製品　↓　大豆　カップ3分の1
6．野菜　↓　300グラム
7．芋類　↓　中1個
8．果物　↓　中1個
9．穀物　↓　ご飯　茶わん軽く2分の1杯
プラス
※海藻
↓　適量（ノンカロリー）

理想的な体質改善の平均値は1600キロカロリー

以上のように、食べ物は80キロカロリーを1点として、他の食べ物と交換してもかまいません。

調味料については、細かい分量は必要ありませんが、次のことだけは頭に入れておいてください。

1．油はできる限り使用せず、ノンオイルを目標に

私はできる限り油は使用せず、使う場合はオリーブ油やゴマ油少々をさし、素材に含まれている油をうまく料理で引き出すようにします。油料理の多い家庭では、大腸ガンや乳ガンにかかる

確率が高いといわれています。大腸ガンの場合は、脂肪摂取量が増えることで、これを消化するために胆汁酸《たんじゅうさん》の量が増え、大腸ガンの発生を促進するといわれています。乳ガンは、脂肪が血液中の不活性型の女性ホルモンを活性型に変え、ガンを促進すると考えられているのです。しかし、これらはあくまでも誘因であり、やはり最終的な原因は活性酸素であることはいうまでもありません。

2．砂糖はできる限り控え、とくに精製された白砂糖は使用しない

白砂糖は使わず、天然のキビ糖や黒砂糖を。１日の料理に入っているものを含め、１人大さじ2杯ぐらいが適量です。

ちなみに、ショートケーキは子どものおやつとか、ちょっとしたお菓子として食べる機会が多くあります。では、いったいどれくらいのカロリーがあるかご存知でしょうか？

ショートケーキ　１個　２７０キロカロリー

大福餅　小3個　２７０キロカロリー

１グラムの砂糖と油のカロリーを比較すると

砂糖　１グラム　４キロカロリー

油　１グラム　９キロカロリー

この数値からわかるのは、砂糖よりも油の方が2倍以上のカロリーがあるということです。洋

菓子材料として、バターや生クリームが砂糖の上に重なると、カロリーはさらに増えます。和菓子は脂肪分が少ない分、洋菓子よりは低カロリーです。しかし、最近の和菓子には、クリームチーズの入ったチーズまんじゅうや、どら焼きの中身に生クリームを使ったり、カスタードクリームが入っていたりと、和菓子もどきも巷にあふれていますので、高カロリーにはくれぐれも気をつけてください。「甘いものは太るから」ではなく、脂肪分が太る一番の原因であることも頭に入れ、デザートを選ぶようにしましょう。

１日に１５００キロカロリーから、１８００キロカロリーくらいで体質改善ができます。労働の量や体重によっても１日に必要なカロリーは異なりますが、理想的な体質改善の平均カロリー値は、１６００カロリー（点数で20点）としています。

「１日栄養バランスチェック表」のつけ方

ここに示した「１日栄養バランスチェック表」の算出法は、約30年間のデータ分析によって私自身が独自に考え、体質改善指導に使っているものなので、他には出ていないと思います。

記入の仕方は極めて簡単です。たとえば、「ご飯、１杯」と書いて、右を見て「穀物」の欄に「○」をつけます。何グラムなんて計る必要はありません。

まず、２週間「９品目プラス海藻」を実行し、○印が合計欄に空白ができないように頭で考えて、食べていない物があったら、意識的に1日で一口ずつでも口にして記入をしてみてください。

初めから現状を全て変えようなどと思わずに、今まで不足していた食べ物を補うこと。そして、添加物などの食べてはいけない食べ物と、この機会に勇気を出してきっぱり縁を切ることが体質改善の早期効果をもたらす秘訣です。

どうしてもお腹がすく時には、「9品目プラス海藻」の中から、乳製品（ヨーグルトやチーズなど）やイモ類、果物などでバランスをとると良いでしょう。2週間目くらいから好転反応が見られると、もうこちらのペースで、2カ月から4カ月後には目的が果たせることでしょう。

好転反応とは、良い方に転換する反応で、逆転時期に起きます。長年の毒素が外へ吹き出す感じで、個人差はありますが、風邪の症状があらわれたり、吹き出物、湿疹《しっしん》、目やに、鼻水、女性ではおりものが増えたり、臭くて黒い便がでたりと、1週間から10日間くらいこのような症状が出てくる人もいます。

これまでの指導経験上、好転反応が早く、はっきりとあらわれた人の方が結果も早く見られます。このような代謝スタートの反応が起きたとしても、何の心配もありませんので、チェック表に症状を記録しておいてください（表はコピーしてご使用ください）。

これまで、何万人もの方に病態《びょうたい》指導をさせていただきましたが、この方法だと三日坊主にもならず、これを2～3カ月間続けていると無理なく実践できて結果も出やすい。そのうちにこの用紙も不要になって、頭の中でサッとチェック表をつけ、頭で食べる食習慣が身につけられるよう

食医食体質改善法

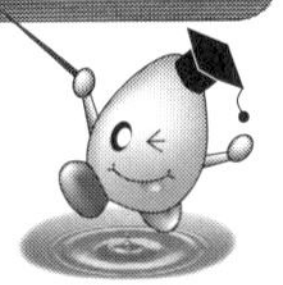

1日栄養バランスチェック表

No.＿＿＿＿＿＿　平成　　年　　月　　日　　曜日　天候（晴れ・曇り・雨）

料理名及び材料名	含　量	第一部		第二部			第三部			第四部			
		乳	卵	魚	肉	豆	野菜	芋	果物	穀物	砂糖	油	海草
朝食													
間食													
昼食													
間食													
夕食													
夜食													
カロリー換算○の数	合　計										／	×	

（／は、ひかえる記号。×は、ノンオイル記号）

◆ヘルスチェック◆

- 還元水量　　ℓ
- 前日の就寝　　時
- 今日の起床　　時
- 便通　有　無　回
- 疲労感　有　無
- 生理　有　無
- その他症状

○数×８０Kcal＋［５００Kcal］＝［　　Kcal］

チェックポイント・アドバイス

になります。

小学校高学年の子どもでも実践できますし、アトピーっ子の会でも医師と連携して食によるアトピーの改善結果を出した経験もあります。もちろん、私が23キロのダイエットをした方法もこのやり方です。

細胞組織に必要な栄養素はしっかりと確保できる、イキイキ元気なダイエットです。

ぜひ、あなたも試してみませんか？

きっと、「なーんだ！　こんな簡単な方法があったのか」と思われるはずです。

誰でも理想的な体重があるはずなので、肥満予防のためにも代謝の良い体質づくりを行いましょう。メタボリックの人は、いつでも心身ともに快適な自分のベスト体重が保てるように、この機会に体質改善に取り組んでみてください。

体質改善の足を引っ張る危険なもの

ここで、体質改善を実行するにあたり、マイナス要因となる、足を引っ張る危険な物に触れておきます。重複しますが、これらはガン体質の原因にもなるので、とくに注意が必要です。

①脂肪（動物性、植物性）

動物性の脂はもちろん「×」です。植物性のサラダ油も、野菜サラダのドレッシングに使うからいいなどと思っては大間違い。サラダ油は、実は植物油の白砂糖といわれる超精製油であって、取り過ぎは砂糖と同じく大きな害をもたらします。必須脂肪酸の多い植物油は問題ないものの、最近の植物油は、原料に化学溶剤を入れて脂肪成分を溶出させた後、溶剤を化学処理で取り除くやり方で漂白や脱臭など、複雑な化学処理をされた品が多いといわれています。また、金《きん》属《ぞく》触《しょく》媒《ばい》を使った処理法などもあり、一言でいうと食用油の製造とはいえず、原油からガソリンを精製するような化学工業的なやり方も実際に行われているそうです。もともと油とは酸化するもの。体内では過酸化脂質となり、活性酸素の原因にもなるので極力避けた方が無難です。

②白砂糖

昭和57年の日教組全国教育研修会で「非行に走る子には食生活の乱れが目立つ」という発表がありました。そして、そういう子は、朝ご飯抜きの登校をしたり、お昼の給食も好き嫌いが激しく、1日を通してあまりまともな食事をしていないことが指摘され、「甘いお菓子や清涼飲料水が食事代わり、お茶代わりとなっており、多量の砂糖のとり過ぎで成長期に必要なタンパク質、カルシウム、ビタミン類が完全に不足だった」ことが問題になりました。

高校教師だった私の父は、「キレる17歳」といわれるほど生徒は乱れていなかったけれど、授業中にソワソワソワと落ち着きがなかったり、机にじっと集中して座って勉強をするという体勢が保てない子どもが確かにいたといいます。

また、ワシントン大学のマクガバン博士による実験報告では、ネズミに大量の砂糖を与えたら、ネズミはみんな狂ったように変な行動をするようになったそうです。砂糖を大量に与えられたネズミの脳の中には、ドーパミンが極端な不足状態になることが判明。ドーパミンは神経刺激の伝達物質なので、これらの不足は、当然神経の働きを狂わせてしまう結果となるのです。甘い砂糖も、甘い親も、子どもをダメにする可能性大です。代わりに、キビ糖や黒砂糖を使用するようにしましょう。

③食塩（精製された化学塩）

現在、大量に流通している化学製法による精製塩の成分は、天然（自然）塩とは全く違っています。化学塩を日常的にとっていてはからだに良いはずはありません。要するに、塩を控えなければいけないのではなく、99・5％が塩化ナトリウムで、ミネラル類のほとんどない化学塩だからよくないのです。

わが家では、高血圧の人がとっても問題ない天然塩をずっと使っています。生命体は海から生まれ、海水は生命体の源です。海水には生命維持に必要なミネラルが豊富に含まれています。また、人間の体液は海水とほぼ同じ成分、その塩分濃度は海水の1／4、約0.9％といわれます。

本物の塩は、体内でナトリウムイオンに分解され、細胞の働きを活発にして血液を浄化してくれます。海水には70種類以上のミネラルが含まれています。ミネラルとは、タンパク質、脂肪、炭水化物、ビタミンを含む五大栄養素の中で、唯一、炭素を含まない無機の鉱物で、無機質として体内に摂取されるカルシウム、マグネシウム、リン、カリウム他の総称です。なので、くれぐれも、塩は「天然塩」を使うように心がけてください。また、香辛料の取り過ぎにも注意が必要です。

④加工品（ハム、ウインナー、ソーセージ、かまぼこ、揚げ物、練り製品）

背を伸ばしたい若者が、水代わりに牛乳を、1日に2～3リットルも必死になって飲みカルシウム欠乏症にかかっているそうです。カルシウムの多いはずの牛乳が、なぜカルシウム欠乏症と関係するのか不思議ですが、これは現代人の加工食品嗜好に問題があるといわれています。つまり、リンとの関係です。加工食品には、多くの食品添加物がイヤというほど入っている物が多く、リンの過剰摂取により、カルシウムをからだから追い出してしまっているのです。

加工食品は、カルシウムとリンの関係だけでなく、活性酸素の発生に結びつく添加物が多い物もたくさんあるので、発ガン性のリスクを考えるなら、できるだけ加工食品は食生活から除きたいものです。

⑤ナッツ類

リンとカルシウムの比の悪い食品

オムレツ	**ハ**ンバーグ
カレーライス	**ハ**ムエッグ
サンドイッチ	**ギ**ョーザ
ヤキソバ	**ト**ースト
スパゲティ	**ク**リームシチュー
メダマヤキ	

いずれも非常に高カロリー、高脂肪であり、その上ビタミン、ミネラル、食物繊維などの成分が少ない食事の代表。子どもの成長に欠かせないカルシウムも充分とれず、しかもリンだけが過剰にとれてしまう危険なメニューです。

リンとカルシウムのバランスは１対１が理想。このとき初めてカルシウムが骨によく沈着し骨が丈夫になります。

さらに、ビタミンDも、ほとんどとることができず、人間の肝臓の働きに影響するビタミンB群もとれません。一説には中学生の97、８％はアレルギー体質といわれ、こんなメニューの繰り返しによって作られています。


ナッツ類は、脂肪分が多い上に、カビによる発ガンの危険のある物もあります。欧米人は、おつまみといえばナッツというほどナッツが好きな人種です。しかも、1リットル缶を平気で一晩でポリポリ食べきってしまいます。欧米人のふん便中には、デオキシコール酸という発ガン関連物質が大量に含まれているらしく、肉食中心の欧米諸国では、とくに大腸ガンが全体のガンの15％を占めているそうです。最近の日本でも、欧米スタイルの食習慣が多くなり、朝から、クロワッサン、ハムエッグ、ナッツのかかったアイスクリーム、昼はハンバーガーセット、夜はビールにワインにナッツのおつまみ、洋風煮込みなど、ほとんど欧米と変わりないのです。日本人にも胃ガンに次いで、大腸ガンが急増していることはいうまでもありません。

⑥化学調味料を使ったインスタント食品

　平成元年4月に、食生態学研究所の西丸震哉先生が、「昭和34年生まれ以降の人は、平均寿命41歳」という説を発表しました。私は昭和33年生まれで、同世代なので、ドキッとしました。ちょうどその頃から、日本第1号のインスタントラーメンが世に出てきたり、ファーストフード（フライドチキン、ハンバーガーショップ）が軒並み開店し、立ち食いが可能なインスタントブームが到来。そして、手軽さと「やめられない、とまらない！」というキャッチフレーズで、スナック菓子が子どものおやつの定番になりました。食品業界は、化学的に、とまらなく、やみつきになる味をつくり出して、突っ走り続けたのです。

　私の親の世代が、珍しさと手軽さ、そして人工的なおいしさに乗せられて、食のレパートリーの一つとしてとり入れ始めたのが昭和30年代の半ば。こうした添加物食公害によって、今の40代に急激にガン体質が忍び寄り、すでに私の同級生の中にもガンで亡くなった人が実際にいます。なぜ、まだ働き盛りの40代の人の葬儀にこうも参列しなければならないのでしょう。残念でなりません。

危険な食品添加物

食品添加物	使われている主な食品と用途
亜硝酸ナトリウム	ハム、ソーセージ、いくら、たらこなどの発色剤（魚卵中のアミノが反応、発ガンへ）
OPP（オルトフェニルフェニール） TBZ(チアベンタゾール)	レモンやオレンジなどの防カビ剤「催奇形性」のあるもの
過酸化水素	かまぼこ、ちくわなどの殺菌料
サッカリン アスパルテーム	フルーツ缶、つくだ煮、菓子、清涼飲料水、ゼリー、プリン
臭素酸カリウム	パンの小麦粉改良剤（イースト、フード）
ソルビン酸K（変異原性） ソルビン酸	乳酸菌飲料、ジャム、漬物、マーガリン、チーズなどの保存料

食品添加物	使われている主な食品と用途
BHA（ブチルヒドロギン アニソール）	アイスクリームのパーム油（危険） 油脂の酸化防止剤
プロピレングリコール	生めん、ぎょうざの皮、いかのくんせいなどの品質保持剤
タール色素 カラメル色素（変異原性）	魚肉ソーセージの「赤色１０６号」のこと。赤色２号禁止。コールタールを原料とし、発ガン性。
グルコノデルタラクトン	絹ごしとうふに使われる、塩化マグネシウムや硝酸カルシウムも使用されるが「天然にがり」が一番。
ウコン色素	納豆のからし「変異原性」
アミノ酸 等	化学調味料 グルタミン酸ナトリウム

⑦食品添加物の多い市販のお菓子や炭酸飲料、ジュース類

平成3年に、日本体育大学の体育測定評価研究室が、保育園から高校まで全国１２３1校を対象に「子どものからだ調査」を実施しました。とくに驚いたのは、中学校のアレルギーが98・3％という数字です。幼児の頃から、おやつといえば市販の添加物だらけのお菓子やジュース類、小学校、中学校とからだの中に添加物がたくさん蓄積されて、とうとうガン体質の予備軍といわれているアレルギー体質となってしまったのです。文

部科学省の体力、運動能力調査によると、16歳から18歳では、10年前に比べて垂直跳び、握力、前屈など全種目の運動能力が低下しているそうです。そしてすでに、「3人に1人はガン体質」という実態。日本企業の経済向上も分からなくはないですが、食品メーカーの社員が、自社の製品を「愛するわが子には絶対に食べさせていない」というような危険なお菓子や飲み物は、もう製造しないでほしいと心からお願いしたいものです。

⑧水道水

塩素殺菌で発生する、有《ゆう》機《き》塩《えん》素《そ》系《けい》化《か》合《ごう》物《ぶつ》が発ガン性物質となります。平成10年、国立医薬品食品衛生研究所が、塩素殺菌で発生する水道水に含まれる有機塩素系化合物が、胃ガンを促進する可能性が高いことを発表しました。細胞の遺伝子に損傷を与える変異原性があり、甲状腺や肝臓に対する発ガン性を持っているそうです。昔から、発ガン性物質のトリハロメタンやトリクロロエチレンのことは良く知られていますが、やはり、これだけ「3人に1人がガン体質」といわれては、さらなる研究が求められるようになり、水道水とガン体質との関係は今後も追求されることでしょう。

次に、体質改善にとくにマイナス要因になる、発ガン性物質や有毒性が高い化学物質を挙げておきます。

○**着色料**（食用赤色102号、食用黄色40号）
○**甘味料**（サッカリン、アスパルテーム）
○**保存料**（ソルビン酸カリウム、ソルビット、パラオキシン安息香酸《あんそくこうさん》エチル）
○**発色剤**（亜硝酸《あしょうさん》ナトリウム）
○**酸化防止剤**（ブチルヒドロキシアニソール）

※ハム、ソーセージに使われている亜硝酸塩は、体内でアミンという発ガン性物質に変わります。

現在、食品添加物は、物質名表示が基本となっていますので、買う前に必ず製品のチェックをすることが大切です。一般的に不安が大きい食べ物といえば、次のものです。

○**加工された食品**（冷凍食品を含む）**や色の不自然なもの、異常なほど白い食品**
○**インスタント食品**
○**菓子パン類**
○**ファーストフード**
○**漬物、佃煮類**
○**清涼飲料水**
○**スナック菓子**
○**化粧野菜**（リン酸に漬けた色鮮やかな野菜）

○コンビニ弁当

これらは、購入時に念入りに添加物チェックをしたい食べ物です。添加物の害が少しずつ知られるようにはなりましたが、まだまだ企業側の努力が追いついていないように感じるのは私だけではないでしょう。

アトピーが当たり前のようになってしまった昨今、企業側も、商品の安全性を第一に考え、もっと研究を重ね、食べれば食べるほど子どもたちの成長にプラスになる本物の安全食品を商品化していただきたいものです。

30年の集大成としての食医食シリーズ

私は、これまでの集大成として、食医学の観点から、最高により優れた製品、食べ物を「食医食ブランド」としてオリジナル化を目指しています。

中でも、「還元水生成器《かんげんすいせいせいき》」は、医療用具承認番号の認可を受け、顧問医師との連携による食医食体質改善指導及び食医学の源の水となっています。この水は、まさに食の源であり、命の源です。

また、前述したように、体質改善指導では「9品目プラス海藻」を中心の食生活改善指導で実践していますが、その指導のリズムがとれるまでは、補助として「栄養バランス健康ジュース」をおすすめしています。

もちろん、食医食体質改善指導で使用している全ての食べ物は無添加に徹し、オリジナル調味料もより優れた食物を厳選しています。

主食は、「食医食ブレンド米」です。これは、指導していても玄米食がなかなか続かない方々のために、簡単に自宅の電気釜で炊けて、おいしく食べられるようになっています。玄米を白米にすることは、重要な栄養成分が著しく減ってしまったカスを食べるようなもの。「米」に「白」と書いて「粕」＝「カス」となります。そこで、食べやすく配合を考えた主食が「食医食ブレンドご飯」です。

そして、世界中の子どもたちに安全なお菓子を届けたいという気持ちから、健康おやつメニューの中より、栄養補助的な成分を考えたお菓子類も完成させました。第1号が、安心・安全キャラクターとなっている「ＧＯＭＡｔｕＰｉ」（ゴマッピ）です。

これは、活性酸素除去食材№1といわれているゴマをふんだんに使った、ゴマの皮（なのでゴマ皮『ぴ』と名づけました）を練りこんだ、ゴマミネラルのお菓子です。

とくに、育ちざかりの子どものカルシウム不足、年配の方の骨粗《こつそ》しょう症対策として、手づくり風に仕上げました。

食医食シリーズには、この、ＧＯＭＡｔｕＰｉ君（左ページのマーク）が全てについていますが、どれもわが子のような愛しい存在です。

他にも、化学調味料や添加物を一切使用していない、食すればするほど健康になれる加工食品、インスタント食品、冷凍食品、スナック菓子、ファーストフードも、新凍結法により全国へお届けできるところまで開発が進んでいます。しかも、全食品ともヘルシーにカロリーをおさえています。

さらに、この新凍結方法によって、1食で1日必要な食品群が一口ずつ食べられる「食医食これでだいじょうぶ！　弁当」も全国に提供できる予定になっています。

全て、無添加、無農薬、還元水で煮炊きしており、別名「還元弁当」！　全く新しい命のお弁当です。これは、食することで病気の予防となり、体調を回復させるという食医食の理念から生まれた「健康という結果の出る食」です。

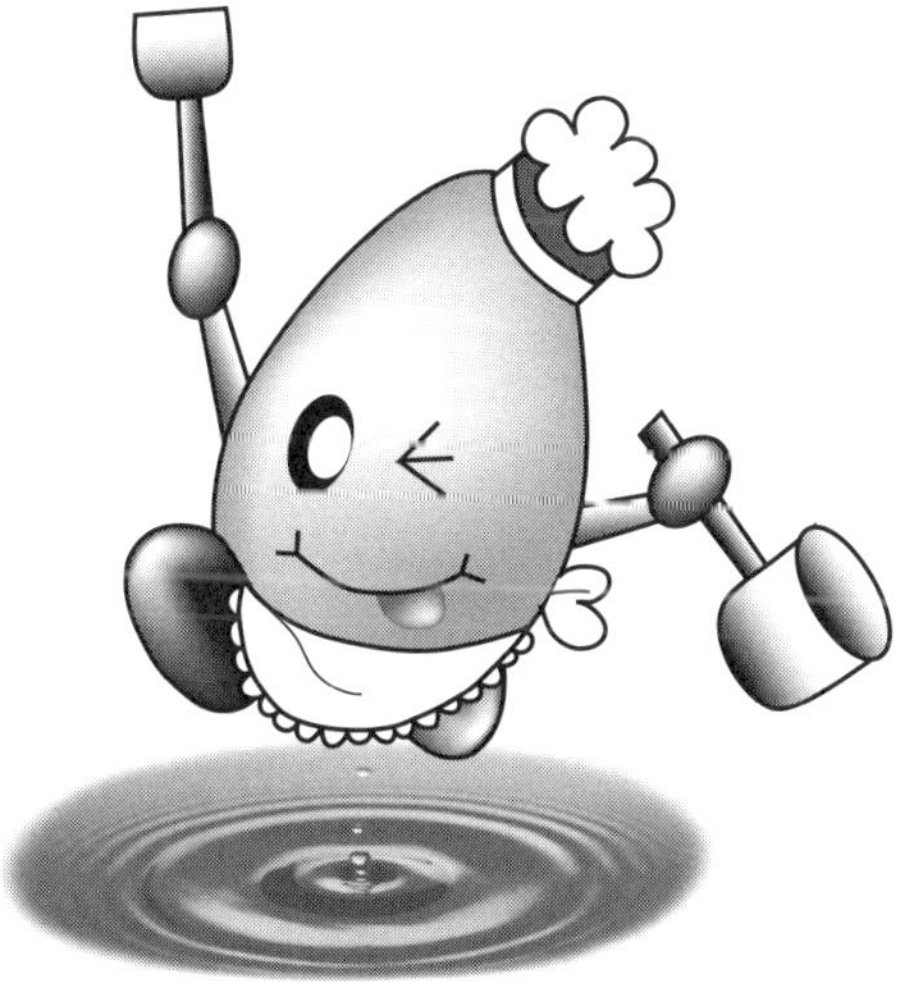

黒ゴマブラマンジェ

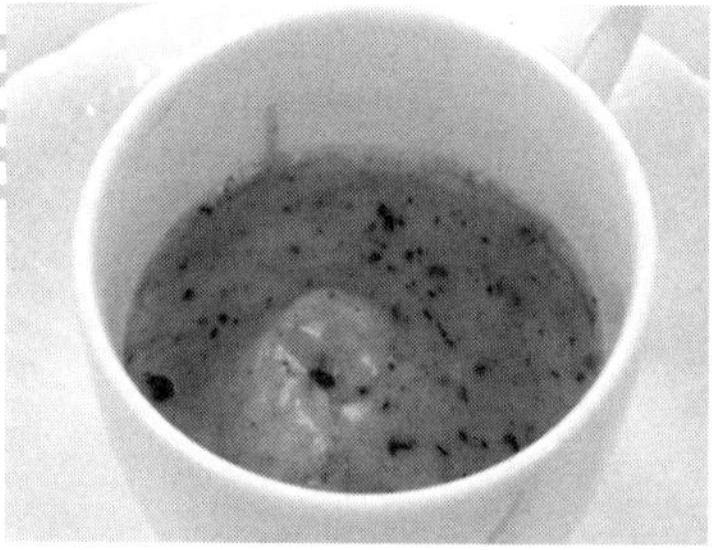

材料（10 個分）

牛乳	1リットル
コーンスターチ	大さじ13
きび糖	大さじ7
黒練りゴマ	大さじ1.5
黒すりゴマ	大さじ1.5

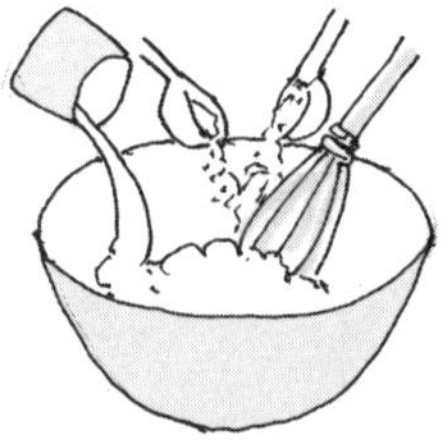

①

鍋に材料を全て入れ、良く溶いておきます。

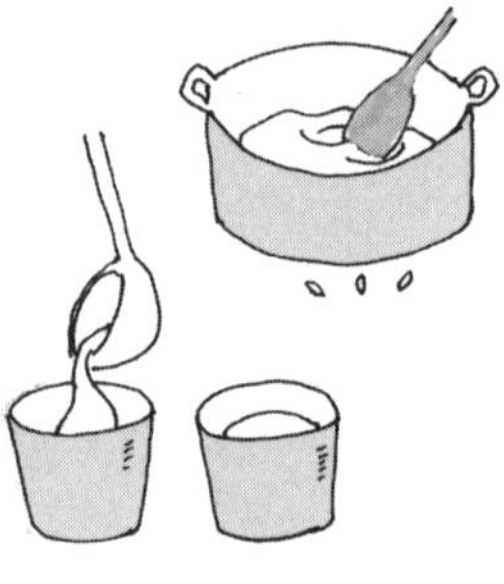

②

強火にかけ、トロミがついたら火を弱め、1分おいた後、火からおろし、型に流し込みます。

鍋で混ぜる時はなるべく木じゃくしを使いましょう。

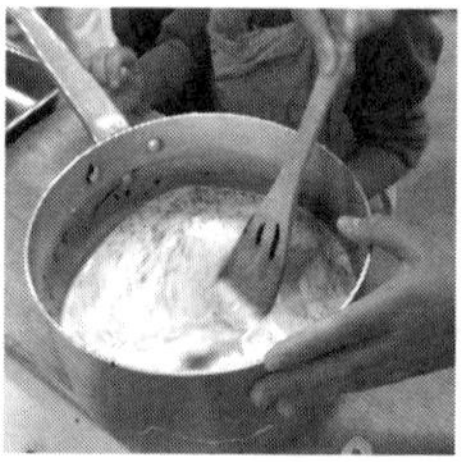

のりのように粘りが出たら素早く容器に入れます。

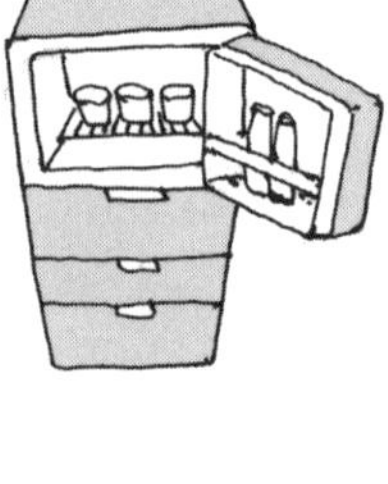

③

冷蔵庫で冷やします。

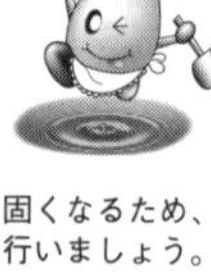

ここがポイント

コーンスターチはすぐに固くなるため、型に流し込む作業は手早く行いましょう。

6

究極の食医食理念が完成

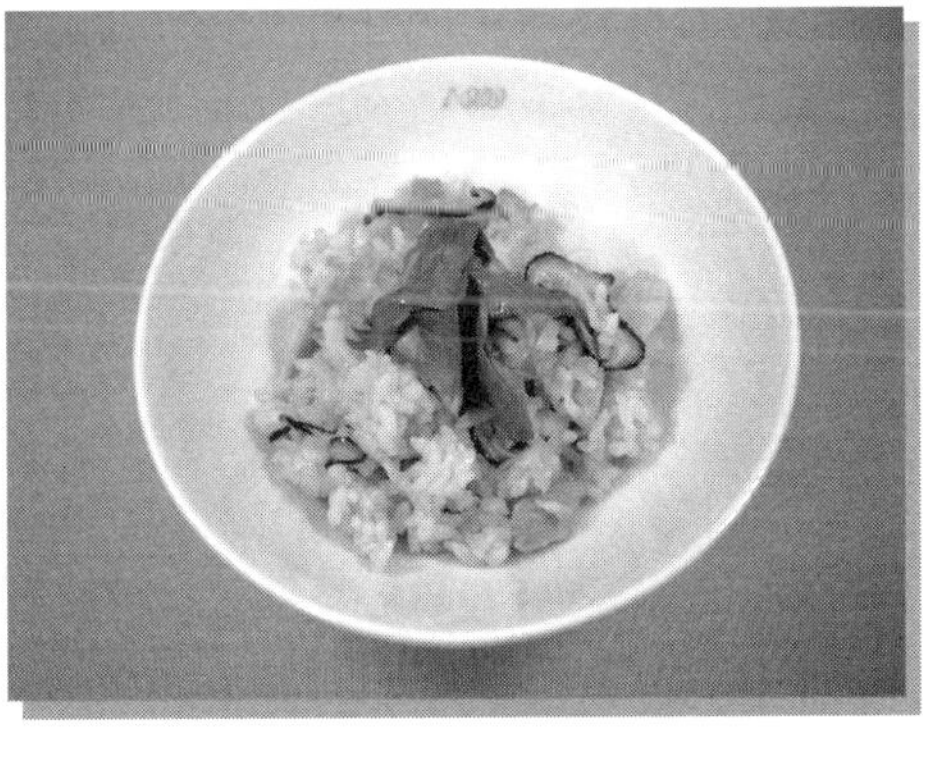

「目からうろこ」といわれ始めた食医食理念

この章では、私と食医食の約30年間に及ぶ歩みについて述べてみます。

いわば、食医食理念のまとめです。

昭和50年代から、九州をかわ切りに、関西、関東と地道な食育活動を続けてきました。九州・宮崎は私のふるさとであり、仕事の基盤をつくった食医食理念の原点でもあります。スタート時は、「食の大切さ」の追求の時代でもありました。

18歳の頃、私は自分自身の食生活改善で別人になりました。しかも、この方法が家庭の中で実践でき「健康になれるという結果」がついてきたのです。

この体験を活かしての食育《しょくいく》活動が、今では全国レベルに成長しました。

お会いする人びとが、口をそろえて〝目からうろこ〟といってくださいます。

万病の元である活性酸素《かっせいさんそ》を除去する食医食。

今までにない健康の方法論なので、確かに目からうろこなのだろうと思います。

なぜ驚かれるのか、その理由はただ一つ、「健康」という結果が実際に体感できるからです。

この長い指導歴の中で、印象に残る数々の事例があります。

これは、宮崎にいた頃、東京から親子で訪ねて来られた方のケースです。

ある日突然、電話がかかり「片道切符で向かいます」という女性の声。

お母さんは乳ガンの末期で、彼女の子どもは重度のアトピー性皮膚炎でした。

様子のおかしさに、私は空港でその親子を出迎えました。

お母さんは私の顔を見るやいなや泣き崩れる状態で、心にも病気を抱えていることがすぐにわかりました。

心がくだけ、からだはボロボロ状態。そんな悲しい親子との対面でした。

私の雑誌の連載記事を読んで相談に来られたそうで、さっそく地元の顧問医師に連絡をとり、食事指導は私が担当させていただきました。

あれからもう10年以上が経過していますが、現在、彼女は私の仲間となり、娘は健康な大学生になっています。

「病は気から」といいますが、心の支えや信じられる何かに出会えると、かくも人間は強くなれるものかと実感しています。

彼女が今でも私にいいます。

「先生から聞いた話の中で、一番心に残っているのはこの言葉です」

「人間は悲しいから泣くのではなくて、泣くから悲しくなるそうですよ」

確かに、私はよくこの言葉を皆さんにお伝えしています。

いつの頃だったか、読んだ本で「なるほどなぁ」と納得したからでした。

生きていれば、誰しも悲しみを知らずに一生を終えることはできず、必ず悲しみや苦しみは味わうものです。泣くという感情がなければ、きっと人間はストレスで生きていけないのでしょう。なので、泣くことを我慢する必要はありません。

かといって、泣いてばかりいても、元に戻ることも、事が好転することもなく、問題の解決策にはなりません。

泣く行為をずっと続けていると、どんどん負の連鎖が始まる。それが現実です。

自分自身がどんどん自暴自棄となり、立ち直るきっかけすら頭に浮かんできません。

私自身、死んだら楽になれると本気で考えた時期もありました。しかし、「待てよ」と思いとどまったのは、どんな人間も最後には必ず死がやってくるのだから、「今、死ななくてもいい！」と思えたのです。

なにも死に急ぐ必要はなく、誰も寿命がくればいやでも死に、あの世にいかなければなりません。

病気で死にたくない人たちがたくさんいらっしゃるのに、とんでもない考え方だと反省し、まずは、ありのままを受け入れる勇気を持ちました。

泣き続けたいほどの現実に抵抗することは苦しいものです。

抵抗し続けると人間は疲れ果てます。

疲れ果てると判断ができなくなり、免疫力が落ちて心とからだのバランスまでもがおかしくなります。

病気で泣き続けている人びとがいたとするならば、まずは今できることから取り組んでみてはいかがでしょうか。誰でも簡単に取り組める食医食体質改善法を試すことからやってみてほしいと思います。食医食は単なる食指導だけでなく、心の健康についても相談に応じています。

案外、「身近にこんなに簡単にできる回復方法があったのか」、「健康維持に役にたつ方法があったのか」と〝目からうろこ〟かもしれません。

超還元物質「植物性ミネラル」との出会い

初めて料理教室の購買部ができたのは、昭和62年のことでした。

最初は料理教室の生徒さんからの、「講習で使う安心・安全な材料を発注する時に、私たちの分も頼んで分けてもらえませんか？」というニーズに応える形で設けました。

昭和55年から、水道水は使わず、野菜も有機栽培、食材も調味料も無添加という健康料理教室を行っていた関係で、一般の人びとまで材料を分けてほしいという声が大きくなっていきました。

商売人でもなんでもない私がまず始めたのは、納入された商品を右から左にお渡しするだけ。今になって思うと、全く利益をとらないボランティアでした。

電解水《でんかいすい》の生成器《せいせいき》も、注文が入ると近くの電気店を紹介していました。

会社組織にしたきっかけは、還元水《かんげんすい》生成器の注文が月に何十台にも増えて、紹介先の電気店が取り付けに忙しく、水質管理やアフターフォローが充分にできなくなり、任せておけない状況になったからです。

「健康になるという結果を出す」のが私の仕事なのに、水質管理を怠り、食材関係の会社も販売のことしか頭にない対応が目立ってきたので、当学院が一貫して責任を持つという意味で購買部をつくりました。

長い時間をかけて安全・安心の本物食材がそろい、「これでだいじょうぶ！」といい切れる料理が完成しました。

そして、昭和62年から、料理教室のレシピでできたお弁当を、購買部で毎日３００食（日替わりメニュー）つくって販売をはじめました。和菓子も日替わりで３００個、洋菓子も日替わりで３００個、手ごねパンも日替わりで３００個と、当時としてはとてもユニークなお店をオープンさせました。

九州からスタートした料理教室も関西へ広がり、毎日５００食と増え、平成6年には東京での展開までこぎつけました。

料理教室から生まれた全ての食品の課題は、「消費期限」でした。

全く添加物を使いたくないという信念のもと、ただひたすら安全な食の提供を考えて製造してきたので、保存料も使えない。

調理したものを少しでも長持ちさせるには、どうすればいいか――「抗酸《こうさん》化力《かりょく》のある水」はある、あとは「抗酸化力のある調味料」があると鬼に金棒なのに、といつも考えていました。

平成19年1月10日、ついに夢のような出会いをいただきました。

ＮＰＯ健康ルネサンス協会（後述）代表理事の山田二三雄先生より、食品会社の社長を紹介され、「添加物がいらなくなる植物ミネラル」があることを聞きました。即刻、資料をいただき、開発者の中山栄基先生の著書『自分の体は自分で治せる』を読みました。

今度は、私の方が〝目からうろこ〟状態。帰りの電車の中でいてもたってもいられなくなり、途中下車をして、この感動をその社長にお伝えしました。

この植物ミネラルを使えば保存料の問題が解決できる――還元水で煮炊きをして、味付けは無添加調味料、有機栽培の野菜が材料となり、それにこの植物ミネラルを仕上げに使えば還元力とおいしさがアップすると、直感。この植物ミネラルとの出会いで、ほぼ自分の目的に適応した食医食に近づいたと思いました。

現代人は人工・養殖化によって病気になっている!?

その本では、これまでとは全く違う視点から健康をとらえていたことにも驚かされました。

それは、野生がテーマで、「現代人の多くは大自然が育んだ野生生物を極端に食べなくなり、栽培作物や養殖化した食べ物ばかりの食生活をしており、人工化に偏《かたよ》った人間になりつつある」との記述。こうした人工的な生活習慣によって、ガンや心臓病、糖尿病、アトピー性皮膚炎などのいわゆる生活習慣病を引き起こしているというのです。

この「人工・養殖化生活」は、私たちのからだの中で防御作用として働く活性酸素の増産を促してしまい、緊急時でもないのに、外敵を攻撃する活性酸素が体内に出動するので、からだに大変な負荷がかかります。

つまり、こういうことです。

本来、防御作業が終わった活性酸素は、速やかに消去される仕組みが体内に備わっているのですが、あまりにも頻繁に活性酸素が発生すると、この消化能力が劣化し、体内に残ってしまう。そうなると、外敵から身を守ってくれているものが、フリーラジカル（ペアになっていない電子を抱え、非常に反応しやすくなっている原子や分子）となってわが身に攻撃をしかけてきます。

著者の中山先生は、「現代人は自分たちが開発した化学物質や人工的な食べ物によって、自己の生体コントロールタワーに障害を与え、ついには〝自分のからだの中でつくった毒〟によって慢性障害を起こしている、それが現代病なのだ」と述べているのです。

中山先生は、こうした現状を打破するための武器の必要性を痛感し、化学物質の毒消し、毒出し、人工・養殖化現象に負けないからだの「助っ人」づくりをすすめ、植物ミネラルマグマの開発に至ったそうです。

「現代人への野生への回帰がベースであり、ヒトは生物を食べて生命活動を営んでいるから、水と空気と生物以外のものをからだの中に入れると異変が生じる」という、中山先生の見解は実に明快でした。

中山先生は、野生生物、ことに野生植物の中には毒を持つものも少なくないので、まずは、全ての植物から毒を除去する作業から始めたそうです。それは、有機生物体の無機元素体への変換。つまり、高熱で植物を加熱することで、有機体を構成する水素や炭素、窒素、酸素などの元素はバラバラになり有機毒性は消失します。さらに、地球創生時の灼熱のマグマ状態に溶融《ようゆう》することで酸素が無機元素から離れ、極めて高い還元力が備わるのです。

私は、それまで還元力を水の電気分解に頼ってきましたが、中山先生は生物、ことに植物をマグマに溶融することで還元力を得ていたのです。しかも、野生植物だから生物体を構成する各元素は自然界のバランスそのもの。全く人間の知恵の及ばないものです。

要するに、現代人が蘇生するための根源は、野生バランスとエネルギー、そして生物還元力だということです。

中山先生が開発した植物ミネラルマグマの原料となる主な植物は、繁殖力が旺盛な次のものです。

海藻：コンブ、ワカメ、ヒバマタ、ホンダワラ、アラメ、カジメ、ヒジキ他

草木：マツ、スギ、ヒノキ、クヌギ、カキ、イチョウ、タケ、クマザサ、ヨモギ、イヌドリ
クズ、ドクダミ、カヤ、ギシギシ、スギナ、マコモ、他

これらは一例で、野生であれば何でもかまわないものの、畑や田んぼに生えているものは使わないとのことです。

驚くべき「野生の力」

この植物ミネラルマグマで、私が再認識できたことがいくつかあります。

まず、野生植物と栽培作物では、含有ミネラルのバランスが全く異なるということです。野生植物は、カルシウムが最も多く、次いでケイ素とカリウムとなり、ナトリウム、マグネシウム、塩素、リン、イオウ等となっています。

一方、栽培作物の方は、土や石に多いケイ素が最も多く、次いで化学肥料であるカリウムとリンとなり、それ以外ではかなり低くなってマグネシウム、そしてカルシウム、ナトリウムとなっています。

ケイ素やリン、カリウムが抜きん出て多い作物（つくりもの）は、作物自体が自己主張できずに、土壌環境に左右されていることが如実にわかります。

それにひきかえ、野生植物は、自分に必要なミネラルは必要なだけ吸収するので、自己主張できる理想的なバランスになっているのです。

これでは、今までの栄養学とはいったい何だったのか？　と考えさせられてしまいました。

また、この植物ミネラルマグマを水に入れ、水溶性のミネラルだけを抽出《ちゅうしゅつ》したところ、主要なミネラルバランスは、ナトリウム、塩素、カリウム、イオウで体液のミネラルバランスに極めて近似していました。

さらに驚かされたのは、植物ミネラルマグマの還元力は非常に高いレベルから低いレベルまで自在につくることができる。それと同時に、長期間持続するということです。

還元水ではつくり置きができず、しかも水を利用するものに限られてしまいます。その点、植物ミネラルマグマは、固体も液体もあるので、料理だけでなく、コショウ、唐辛子、ワサビなどの香辛料にも入れられます。

つまり、固体状のものにも液体状のものにも還元力を付与できるので、食べ物全般にわたって利用できるのです。

生体全体に共通したミネラルバランスと、持続性を有する生物還元力を持った「野生の力」。この活性酸素に対する強力な武器を得たことによって、食医食は新たな進化をとげました。

これにより、食べ物の酸化を防止するだけでなく、食べた人びとが自然界のバランスとエネルギーを補給することで自己防衛機能が強化され、人工・養殖化現象に負けないからだ、さらに活性酸素処理能力をしっかりと保持したからだづくりができることを確信しました。

もう一つの特性は、ミネラルなのに油との親和性があるので、乳化作用が生じるということです。これは、食品業界にとっては極めて画期的なことです。

乳化剤という化学物質を使わずに水と油を結びつけ、さらに、水分を逃がさない。このため、ドリップがおこらない、しっとり感が持続する、やわらかい、冷凍焼けしにくい、油もマイルドになる、塩カドがとれる。しかも、水分を多く含みながら高い防腐効果、抗酸化防止作用が維持できるのです。

以下、植物ミネラルの要点を記しておきます（中山栄基著『自分の体は自分で治せる――野生の還元力　生物ミネラルが体を元に戻す』より抜粋）。

「ミネラルとは鉱物質のことで日常生活の中で私たちは多大の恩恵を受けていますが、からだにとっても五大栄養素の一員として必要不可欠なものです。地球上には１００種類以上の元素が存在しますが、その多くがミネラルです。ところが、私たちのからだに存在するミネラルは、ほんの数パーセントというのも生命の神秘であり不思議なことです」

「植物ミネラルの特徴は特定の生体必須ミネラルを多く加えるというのではなく、地球上に存在するミネラルをたくさん含有することを念願においてつくられています。ですから、松葉、竹、ひのき葉、イチョウ葉、ビワ葉、くず、ドクダミなど従来、食べ物の素材ではなかったものから抽出したミネラルを主に用いています。その他、コンブ、ワカメ、アラメ、ヒジキ、ホンダワラなどの海藻、イタドリ、ヨモギ、カヤ、スギナ、ウド、ギシギシ、マコモ、スギ、クヌギ、柿などの草木など繁殖力旺盛な植物を原料としています。生物素材の結集が高還元力の源泉です」

「高い還元力が人間の酸化を防止して老化の速度を遅らせ、サビをとり若返りにつながります。

樹木葉、野草、海藻はミネラルの宝庫です。私たちの食べ物の素材を改めて挙げてみると人工的につくられたものの多さが目立ちます。野菜、果物、肉、魚、穀類、豆類をみても、まさに人間が手をかけてつくったものです。大自然が作ったものは一部の魚、貝類、海藻類などごく限られたものにすぎません。私たちは今、あまりにも人工的なものにまみれた食生活にどっぷりとつかっています。私たちのからだは少しずつ人工的なからだにつくりかえられています。それは自然の姿をみればわかります。過去において私たちの父母、祖父母たちの体内は山紫水明の澄んだ状態でした。でも現代の私たちや子どもたちのからだは農薬、化学肥料にまみれた大地、水質汚濁の河川、海の状況になっています。大自然が変貌《へんぼう》をとげてくれれば、その中で生きている生物も変化するわけで、私たち人間だけは例外というわけにはいきません。生物は全て仲間ですから間違いなく私たちの体内にも人工環境が生じています。しかし、人間の手が加えられていない大自然に生育する樹木葉、野草、海藻などは自分たちが必要とするミネラルだけを必要吸収しているのですから極端な片寄りがないのでバランスのとれたミネラルの宝庫です」

どこにも真似のできない食医食調味料が完成

「どこにも真似ができない健康料理の革命ができないものか」

私は長い間ずっとそう考えてきました。

なぜかというと、過去に苦い経験をいくつもしてきたからです。

まだ仕事を始めて間もない頃、大手食品メーカーから、料理教室のレシピで冷凍食品をつくらないかとのお話をいただきました。もちろん、冷凍と聞いた時には冷凍するということは保存料が不要なので、これは大変嬉しいことだと、すぐに企画にのりました。

若い自分なりに試作を繰り返し、それなりの製品をつくり上げました。当時では結構大きな報酬もいただき、世の中に自分の健康料理が活かされてお役に立てると、それは喜んでいました。

ところが、できあがった商品を開けて、ビックリ！

冷凍食品なのに酸化防止剤は入り、化学調味料も加えられ、たくさんの添加物が使われていたのです。レシピとして自分の手元を離れた途端、健康料理が毒に変えられたような失望感で落胆しました。

もう一つのケースは、製パンの大手企業の話です。

子ども向けに健康な野菜を使ったパンの依頼が入りました。自分の得意分野だったので、これも40種類のレシピを完成させて契約をしました。

商品開発費用も充分にいただき、学校給食にも貢献できる楽しい仕事のはずでした。

しかし、後でわかったことですが、提出したレシピを微妙に変更されてしまい、全く別物として数々の添加物を加えられてしまったのです。

こうした苦い体験から得た教訓は、自分自身の目で材料から吟味し、どこにも存在しない自分だけの秘密兵器を確保したうえで製品化すべきだということでした。

このたび、植物ミネラルを使った「食医食調味料」が完成したおかげで、仮にレシピを全国に配布させていただくような場合にも、この調味料がなければ食医食料理は完成しないという〝鍵〟を手にすることができたのです。

食医食は、健康になったという結果が全て。だからこそ、限りなく健康を追求した究極のオリジナル料理といえるのです。

その意味で、食医食の理念を理解しないまま、ただノウハウの一部だけ利用（誤用）される危険だけは避けたいと思っています。

生きるも死ぬも食しだい！

「あなたのおふくろの味は何ですか？」

そう問われた時、あなたは即答できるでしょうか？

「おふくろの味」は死語になりつつあります。なぜなら、世のお母さんたちが料理を手づくりしなくなってしまったから……。

女性の社会進出は素晴らしく、それ自体は否定しませんが、それは母親としての本来の役割を果たしていただいてからのことではないかと思います。

かくいう私も、ずっと仕事をしながら家庭のことをやってきましたので、主婦をしながらの仕事がどれほど大変なものかは痛いほどわかります。

母子家庭になったのが20数年前。自分の時間は、夜の睡眠時間だけで、あとは常に家事と仕事に追われる慌ただしい生活。毎日立ち止まることも許されず、大変だった日々しか記憶に残っていません。

それでも、唯一、毎日心がけたことは、家族の健康生活でした。保険証を使わない家庭生活ができれば、少々の困難があっても乗り切れるという自信だけが心の支えだったのです。

ですから、食生活にだけは時間も知恵も思う存分使いました。

いかに簡単で、おいしくて、からだに良い料理を毎日つくって子どもたちに食べさせるか――母親としての使命と責任として、これだけは妥協をせずに貫いてきました。

子どもたちに残せる最大の財産は、「健康なからだ」と「健康の知恵」ではないでしょうか。

愛するわが子が、将来ガンの告知を受けるのを何とも思わない母親などいないはずです。健康なからだと精神があれば、たとえ苦境に立たされることがあったとしても、耐え難い試練にぶつかったとしても、生きていく力、自分の人生を生き抜く力を決して失わないでいてくれると信じています。

私は、2人の子どもに、「ご飯はね、口で食べるのではなくて、頭で食べるものよ」と幼い頃から教えてきました。ちゃんと自分の頭で考えて選んで食べないと命にかかわる時代だからです。

〝生きるも死ぬも食しだい！〟

これは、私自身の体験と、病院栄養士としての経験、そして数多くの人たちの栄養指導や相談に応じる中で実感し、目の当たりにしてきた偽らざる本音です。

人の口に入った食べ物は、やがて血液になります。血液は全身を支える要です。

それだけに、からだに入れて大丈夫なものなのか否か、自分自身で選択ができる知識を親として一番に伝えておきたいものです。

最近のおふくろの味は、「化学調味料の味」ともいわれています。

インスタント食品や冷凍食品、コンビニ食が増え、どの家庭も食べている内容が似通って差別化ができない時代だともいわれています。

ポテトサラダというと、フライドポテトをビニール袋に入れてマヨネーズを加える。カレーといえば、カレーパンの中身を温かいご飯にかけ、周りのパンはビールのおつまみにする。パスタは、ゆでた麺に缶詰のミートソースをからめるだけ。そんな新人類の料理が当たり前のようになっています。

こんな食事を若いときから口にしている女性が、子どもを産み、自分と同じ感覚で子育てをしてしまうギャルママも増えています。

このままでは、「大和撫子」どころか、日本から「お母さん」がいなくなりそうで、大変心配です。

「病気になってから病院で薬をもらう」という発想ではなくて、「毎日の食事が病気にならない薬」という考えに切り替えてはいかがでしょうか。

「食は医なり」です。毎日口にする料理を、「からだに良いのか悪いのか」と自分の頭で判断して食べて健康になる——これが一番自然で、からだにも優しい、本当の健康料理ではないでしょうか。

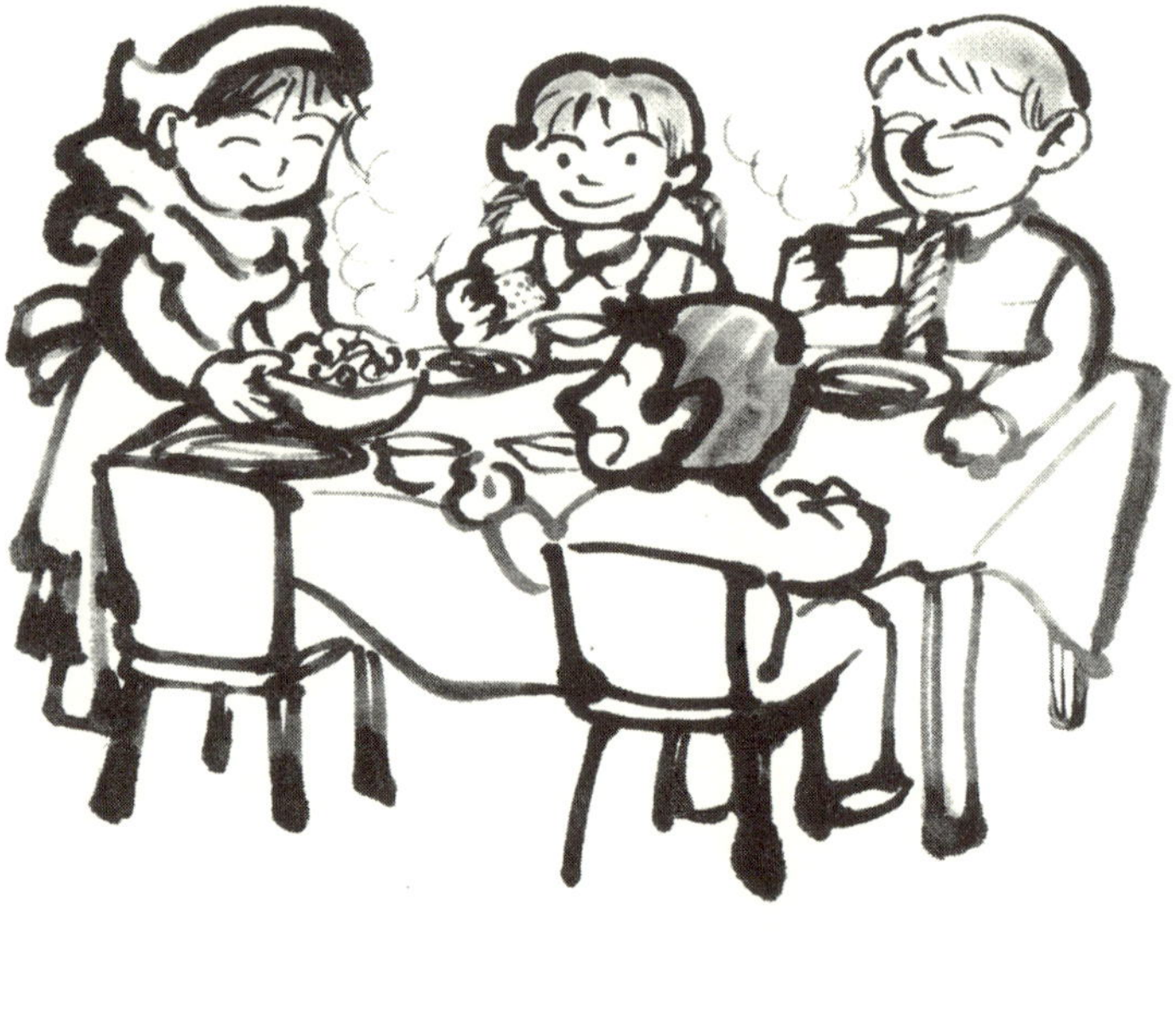

食医食の時代がやってきた！

30年近く経った現在、私は仕事を通じて「やっと食医食の時代がやってきた！」と心底思っています。

顧問先は増え、ほとんどが大義名分としての裏付けと実績、結果が出ているデータを評価してくださり、大手企業からのメタボ対策の依頼が急展開で増えています。

また、健康食品メーカーも、食事をきちんとした上での補助にと考え方を転換し、毎日の健康食との相乗効果を求めてこられるようになりました。

食事であれば、薬事法の問題もあまり心配がなく、効果・効用をうたう必要もありません。全ては「結果論」で、からだが診断の数値として証明してくれています。

最近の仕事の一例をご紹介しましょう。

平成16年1月には、サンフレックス永谷園の栄養顧問契約をさせていただき、「自然式食堂餉《け》餉《け》」の展開に関わらせていただきました。餉餉は、「あんぜん」「おいしい」「たのしい」ブュッフェスタイルで楽しむ自然食レストランで、60種類以上の自然食を提供しています。

日本の中でも早い時期に「有機野菜」や「無添加」を追求した素晴らしいプロジェクトで、「味ひとすじ」から「味と健康ひとすじ」に方向転換を展開する大きな事業計画になったと思います。

また、明治乳業製品販売会社の宅配ルートに毎日５００食の「食医食これでだいじょうぶ！

弁当」をのせていただき、大変喜ばれました。この弁当は、「メタボ・ダイエット対策」としてつくったもので、総カロリーが６００キロカロリー前後で、３６５日日替わりメニューになっています（後述）。

私が提唱している食医食理念は「毎日、乳製品をとりましょう！」と30年近く声を大にして指導してきた内容ですので、乳製品の会社にとっては強い味方と言っていただけました。乳製品にしても、卵にしても、大豆にしてもこれらによるアレルギー反応は全ての食品が悪いのではなく、選択を間違えなければとても大切な栄養素となります。なぜ栄養学的に「完全食品」といわれてきた乳製品がアレルゲンとなっているのか——その理由は、この大切な食品を受けつけない体質にこそ問題があるからです。

成長期の子どもさんたちが、制限食をしなくてもアレルギー反応を起こさない、体質改善のエッセンスが食医食理念には入っています。

大きな課題を抱えた外食産業にも貢献

埼玉県（旧）神泉《かみいずみ》町にある株式会社ヤマキ（ヤマキグループ）は千二百年の伝承の味、匠の技を守っています。今まで出会った企業の中でも「こだわりランキング上位」の会社の一つです。こだわるだけこだわり、品格のある素晴らしい企業理念をお持ちで、「御用蔵」というブランドで商品をつくり続けています。御用蔵のある埼玉県（旧）神泉町は環境全てが〝健康になる舞台〟です。

ヤマキグループのひとつ「農業法人豆太郎」も、国宝級の仕事を守っています。「豆太郎」は、3年以上農薬・化学肥料・除草剤など一切使用しない土づくりから、製品の最終段階に至る100％無農薬有機農法産（有機ＪＡＳ）の国際的安全基準の認定を受けた限られた生産者グループです。

土は生きています。食医食としては、子どもたちに土に触れてもらい、とれたての有機野菜を使ってファミリー参加の簡単クッキングを実施したり、食育イベントをはじめ、メタボ対策の企業に施設も提供していただく計画で現在、進行形です。

大庄グループの株式会社アルスは、「メタボの原因は居酒屋でのおつまみ料理に問題があるのかもしれない」と改善策を講じています。世の働き盛りのサラリーマン・ＯＬさんにお酒の席でも健康的なお付き合いをしていただきたいと、食医食理念の幅を広げてメニュー開発に取り組んでいます。アルスは、病院・介護施設の給食受託や「生活外食レストラン」の運営なども行っています。

外食産業は、ランチメニューの改善を含めて、今年は大きな課題を課せられる年になるでしょう。健康的なお酒の飲み方、そんなメニューのある居酒屋選びはメタボ対策にはとても重要なポイントだからです。

大阪では、長いお付き合いの株式会社ステップ・フード・サービス株式会社という食品会社があります。地域密着型の外食フランチャイズを展開していて、食医食理念の普及における関西の要企業です。「食医食これでだいじょうぶ！弁当」を一番に商品化していただいたのもステップ・フード・サービス。１００年、２００年続く企業を目指しているだけに、食医食にとっても、とても大切なパートナー企業です。

また、大阪には異例ではありますが、西川リビングという「健康睡眠」「睡眠中の血流」をテーマに食医食を重んじてくださる企業があります。人生の１／３は睡眠です。起きている間の血流はやはり食生活が大きく影響をしていますので、生活全体でのコラボレーションを考えています。

体質自体を変えなければリバウンドが起きたり、なかなか画期的な改善は望めません。そこで、家庭で簡単にどこでも誰でも「食医食体質改善」が可能になるようにと、株式会社リオの山下隆浩社長がパソコンで簡単に体質改善ができるソフトを開発してくださることになりました。開発ポイントは食医食理念をデジタル化することで体系的に理解することが容易になること、利用者が自身の食事を見直すことが簡単にできること、食事メニューがシュミレーションできること等々で、バランスのよい食生活のサポートができるようになりました。日々の仕事に追われ食事を顧みることができないビジネスマンや過激なダイエットに走りがちな若い女性、サプリメントに頼り過ぎの方などには最適なソフトと言えます。

また、この個人向けソフトのバージョンアップ版もすでに完成しており、この内容は携帯電話で食事画像を送信してもらい、栄養士が解析し指導するというソフトで健保組合や各企業で利用していただき、団体の特定保健健診対策ソフトとしても好評をいただいています。新しい取り組みとしては、整体学院や美容学院、治療院やエステサロンを経営している有限会社リフレッシュサポート健彰の特別顧問にもなっています。植木智社長とは「内面美容」「外面美容」として、外からの健康と美容、身体の中からの健康と美容をテーマにイベント企画をスタートさせています。

最近出会いをいただいた、家庭教育の大先輩、社団法人スコーレ家庭教育振興協会は食医食の目標です。永池榮吉会長は教育学博士でもありますが「日本の家庭のあり方」を教育者の立場から全国で講演会なさっています。家庭教育の中でも命に関わる「食」の分野でお手伝いができればと考えています。

食医食理念を凝縮した「これでだいじょうぶ！弁当」

これまで、多い年には全国80カ所で講演活動をしてきました。

その中で、「食医食理念はよく分かったが、実際、どんな料理が健康に良いのかわからない」という質問をたくさん受けました。

「これさえ食べていれば健康にいいよ」というメニューを教えてほしいとか、「これさえ食べていれば病気が回復する」、そんな夢のような食事があったら助かるのに、と。

目で見て、食べて体験できる食医食料理を提供できないかと考えていた時、フッとひらめいたのが、「これでだいじょうぶ！」と保証できる料理を詰め合わせてお弁当にすることでした。これができればベスト！

そこで完成したのが「食医食これでだいじょうぶ！弁当」です。商標も取得し、現在各方面からオファーをいただいています。

この間、もう一つユニークな発想から生まれたネーミングがあります。

きっかけは、平成14年、大阪淀川警察に健康講話にお伺いしたこと。

刑事さんや警察官に対して、「ガン体質の話や添加物被害の実態をお話ししてちょっぴり脅かしてみよう」と、楽しみに出かけていきました。

新大阪の駅に到着すると、そこには迎えの私服刑事が2人。体格の良い熊のように大きな人たちで、乗せられた覆面パトカーの車内には赤色灯が置いてあり、まるで逮捕された犯人の気分で警察署に向かったのです。

警察署内には武道館があり、大きな畳の部屋に通されました。一歩入室した途端、「敬礼！」という大きな号令がかかり、１００人くらいが発した大きな声に驚き、後ろに倒れそうになりました。

2時間の講演会を真剣に聞いていただいたのですが、「警察関係者にはガン体質も多く、健康でない人びとがこんなにも多いのか」と驚きの1日でした。

不規則な生活と空腹だけを満たそうとする炭水化物中心の食事、命と隣り合わせのストレス……想像以上のものがありました。とくに張り込みの時の緊張感と、まともな食事ができない負の連鎖、まるで病気の根源になっているような生活習慣です。

そこで、さっそく「食医食これでだいじょうぶ！弁当」をお届けすることになったのですが、警察関係先には統一したわかりやすいネーミングをと思い、つけた名が「食医食張り込み弁当」と「張り込みにぎり」。これが関西人には受けたようで、爆笑でした。

どんな職種の人びとでも食事は必ずとっているはずで、毎日食しているお弁当や外食が添加物だらけでは、小さな自殺行為が行われているのと変わりません。

時間に追われている人びとのためにつくったのが、「食医食これでだいじょうぶ！にぎり」で、これは1個で栄養バランスがとれてしまう優れもの。とくにドライバーの方々など落ち着いてお弁当を広げられない場合に利用いただける、健康ファーストフードのような食べ物です。これには「ママハンドフード」という商標をとっています。

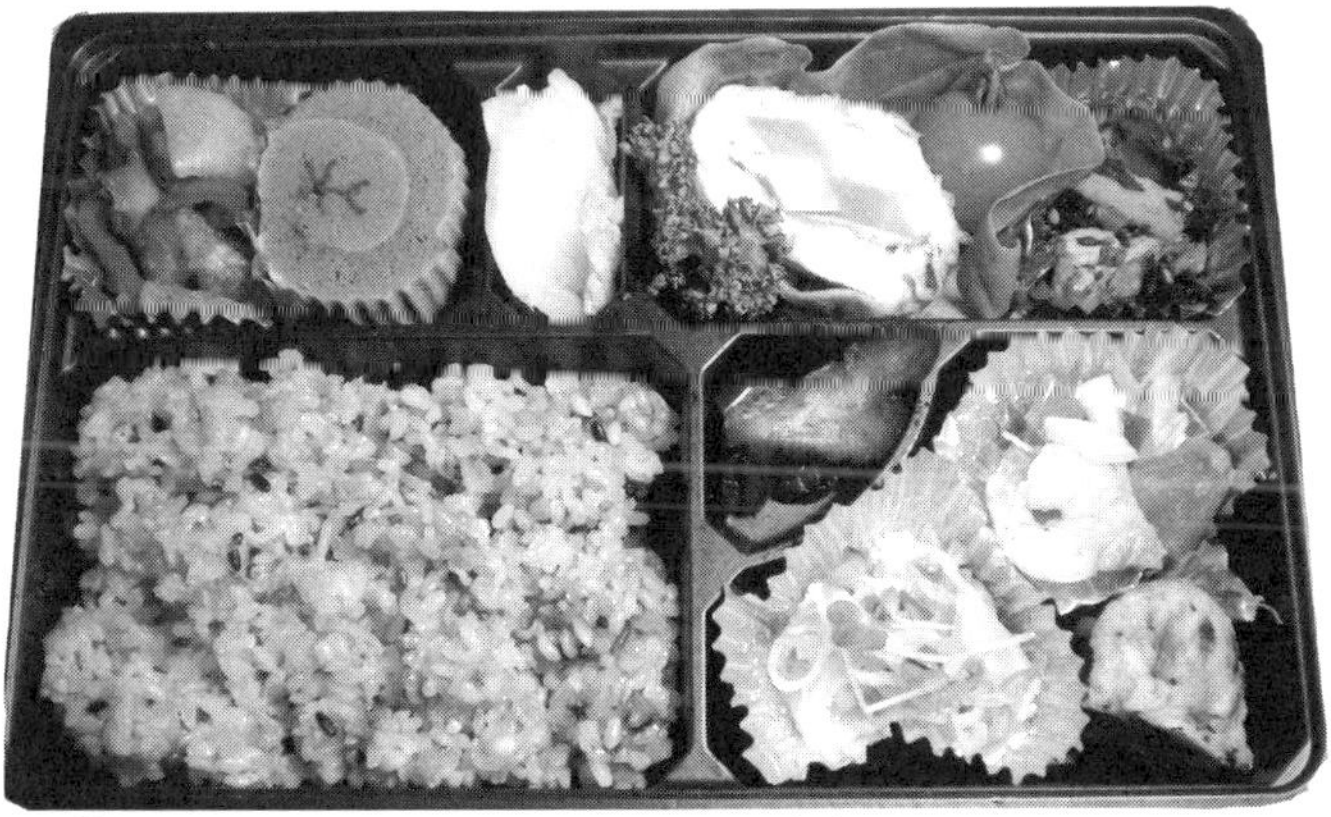

「食医食これでだいじょうぶ！弁当」

このように、食医食にはアイディアいっぱい、愛情いっぱいの手づくりご飯がたくさん準備されています。もちろん、全て料理教室の健康レシピでできています。

国民医療費削減への食育推進活動

「食医食これでだいじょうぶ！弁当」は、最低限、昼食だけでもバランスの良い理想的な食をとることによって、メタボ解消・ダイエットの実現に役立ちます。すでに多くの人に食していただいていますが、大変好評で、被験者データの集積も行っています。

食医食による体質改善法は、１カ月の実践カレンダーに記入しながら、指導に従ってメニューを変えていただくだけ。大変簡単なやり方なので、アトピーになった小学生の子どもが１人で指導を受けても理解できる内容となっています。通信でも可能なラクラク体質改善法です。

ご参考までに、メタボ・ダイエット対策をしていただいている人びとのデータの一部を掲載しておきます。

現在、食医食では、料理教室を通して、自分だけではなく周りの人も幸せにする本物の「食」を指導しています。また、食医学に通じる料理や食べ物の販売で、直接皆さまに健康をお届けするとともに、講演会や出版活動によって、食と健康の密接なつながりを多くの方々に知っていた

被験者結果事例

※ＢＭＩ：肥満度を示す指数。体重（kg）を身長（m）の２乗で割った数。標準値は２２．０。

①男性　５８歳　身長　１７３cm

	体重	BMI
開始時	84kg	28．1
1ヵ月後	82kg	27．4
3ヵ月後	78kg	26．1

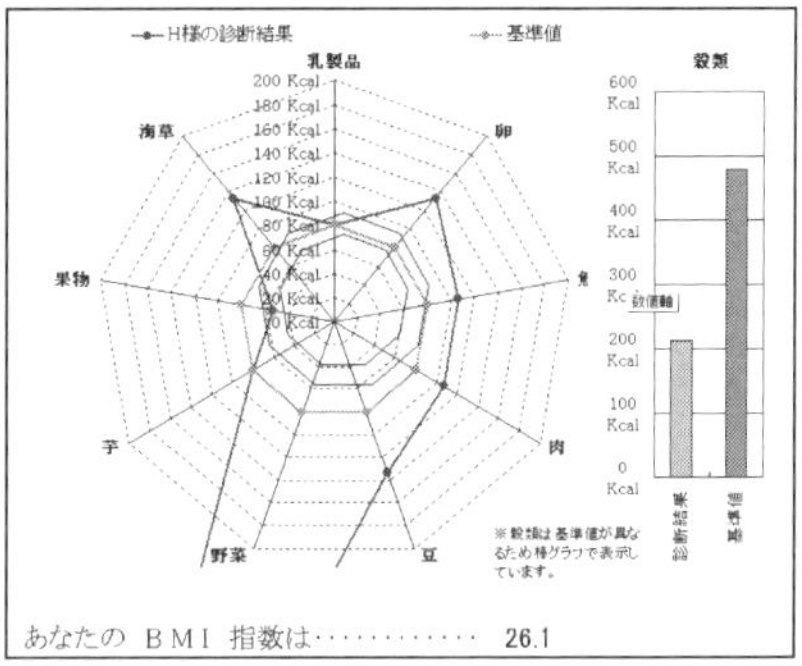

②男性　２９歳　身長　１７３cm

	体重	BMI
開始時	75kg	25．1
1ヵ月後	72kg	24．1
3ヵ月後	68kg	22．7

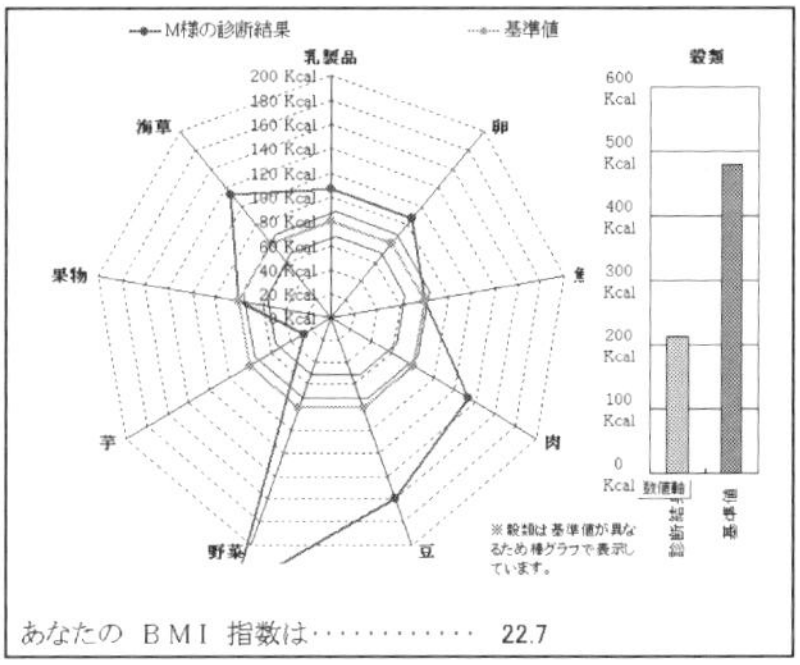

③女性　３５歳　身長　１６０cm

	体重	BMI
開始時	77kg	30．1
1ヵ月後	76kg	29．7
3ヵ月後	73kg	28．5

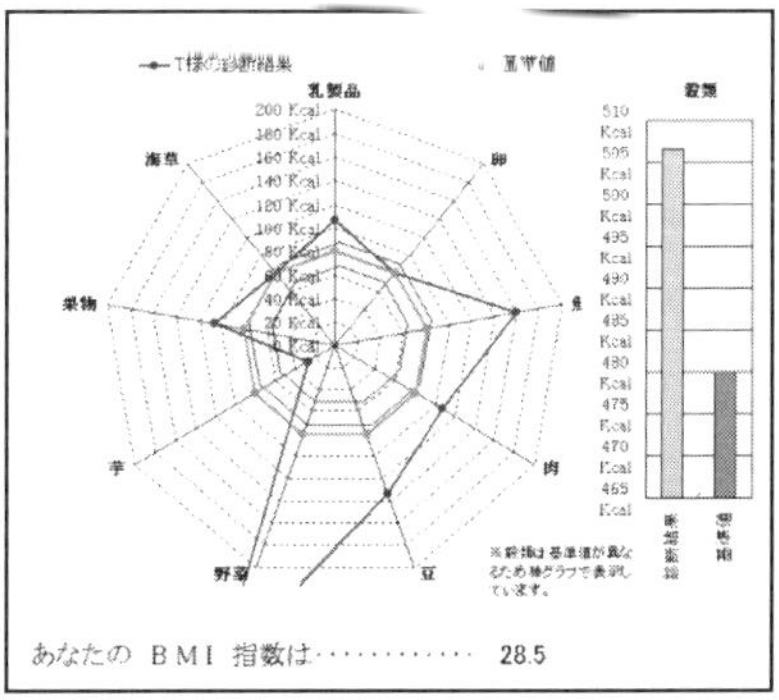

だくよう努めています。

また、食をとりまく環境も大切な要因であることから、食医食の理念に基づいた生活習慣全体の改善指導も実践中。さらに、国民医療費削減に向けて、食育推進の活動にも取り組んでいます。スタッフともども、「食」という角度から、今の日本、世界を変えたいと考え、小さなしずく、小さな動き、小さな一歩かもしれませんが、やがて大きな大河となると信じて力の限り語り続け、伝え続けていきたいと思っています。

この気持ちは、昭和55年に料理教室を始めた時から変わりません。

平成17年11月からは、東京都足立区の梅島で食育についての活動を始めています。梅田地域学習センターでの毎月の料理教室はとても好評で、足立区の広報などにも紹介され、食医食理念は足立区の食育推進計画の中でも紹介されました。

きっかけは、梅島駅前通り商店街の鳥之海貴芳副会長が、商店街の活性化のためにも「食育活動」を始めようと提案をされました。そして、足立区梅田学習センターの今村明美所長のご協力をいただき、「食医食のお料理教室」という名称で実施が決定、今に続いています。

また、相模原市にある小山田ヶ丘小学校の学童保育クラブなどでも、紙の人形劇を上演するなど食育の普及イベントを行い、先生ともども楽しみながら勉強になったと好評をいただいています。小さな子どもにもわかりやすいようにと、『ごまっぴのだいぼうけん』（グスコー出版）という食育の絵本も私と娘が共同でつくりました。

食育の活動母体は、「NPO法人　健康ルネサンス協会」です。この協会は、食医食のスペシャリストと医師、カウンセラーが連携して「日本の再生はまず食育から」をモットーに、「健康日本21」の実現を目指して活動している団体です。

NPO法人ルネサンス協会の中核的存在は、国際的な教育・福祉・介護を実践されてきた旧「めぐみグループ」（現・中間法人さきがけ代表理事）の山田二三雄代表と私で、他にも、食医食の理念に賛同してくださっている、昭和大学医学部長片桐敬教授、帯津三敬病院名誉院長帯津良一医師、病理学の権威であるイルカクリニック院長三浦一郎医師他、各会の権威を理事としてお迎えして強力な組織を再構築しました。

21世紀の食育を担う食医食健康管理士

当協会では、新たなる食育資格として「食医食健康管理士」資格を発行する学校経営を目的とする団体として内閣府の認証をいただいており、食育活動、講師の育成を東京食医食学院に委託しています。

東京食医食学院と同協会の伊豆高原自然療法

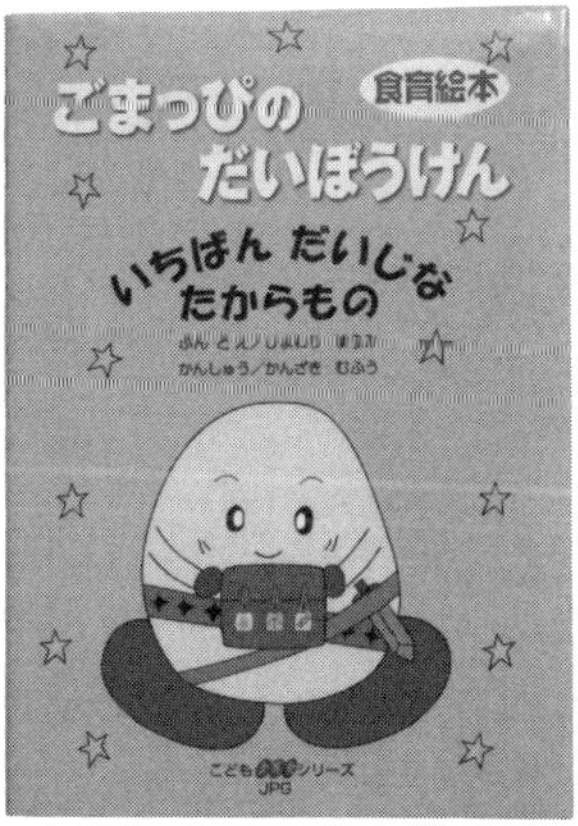

ごまっぴのだいぼうけん

研究所「いやしの里」は、連携しながら医師とカウンセラーの適切なアドバイスや精神的なカウンセリング、食医食料理の食事療法を行い、医療法人社団博心厚生会九段クリニックの姉妹施設として「健康づくり施設」の運営をしています。ここは会員制ですが、全国どなたでもご利用できます。

「食医食健康管理士」は、これからの食育社会に必要不可欠な資格です。

なぜなら、食べることで病気を癒し、食べることで病気を予防する食医食理念に基づいて、最先端の栄養学を修め、同時に活性酸素除去料理＝バランス食がつくれる料理人としての資格だからです。

いいかえれば、単に食に関連することだけのアドバイザーだけでなく、自己責任時代における生き方や考え方、そして食の大切さを、それぞれの立場にあった視点でアドバイスできる人。食を通じて、生活習慣そのものを提案し、適切な指導や助言をする食育のスペシャリストです。

ミールソリューション、すなわち、食の問題解決ができる人材であり、健康という結果を与えられる、食育の実践を通じて社会貢献する目的をもった人材です。

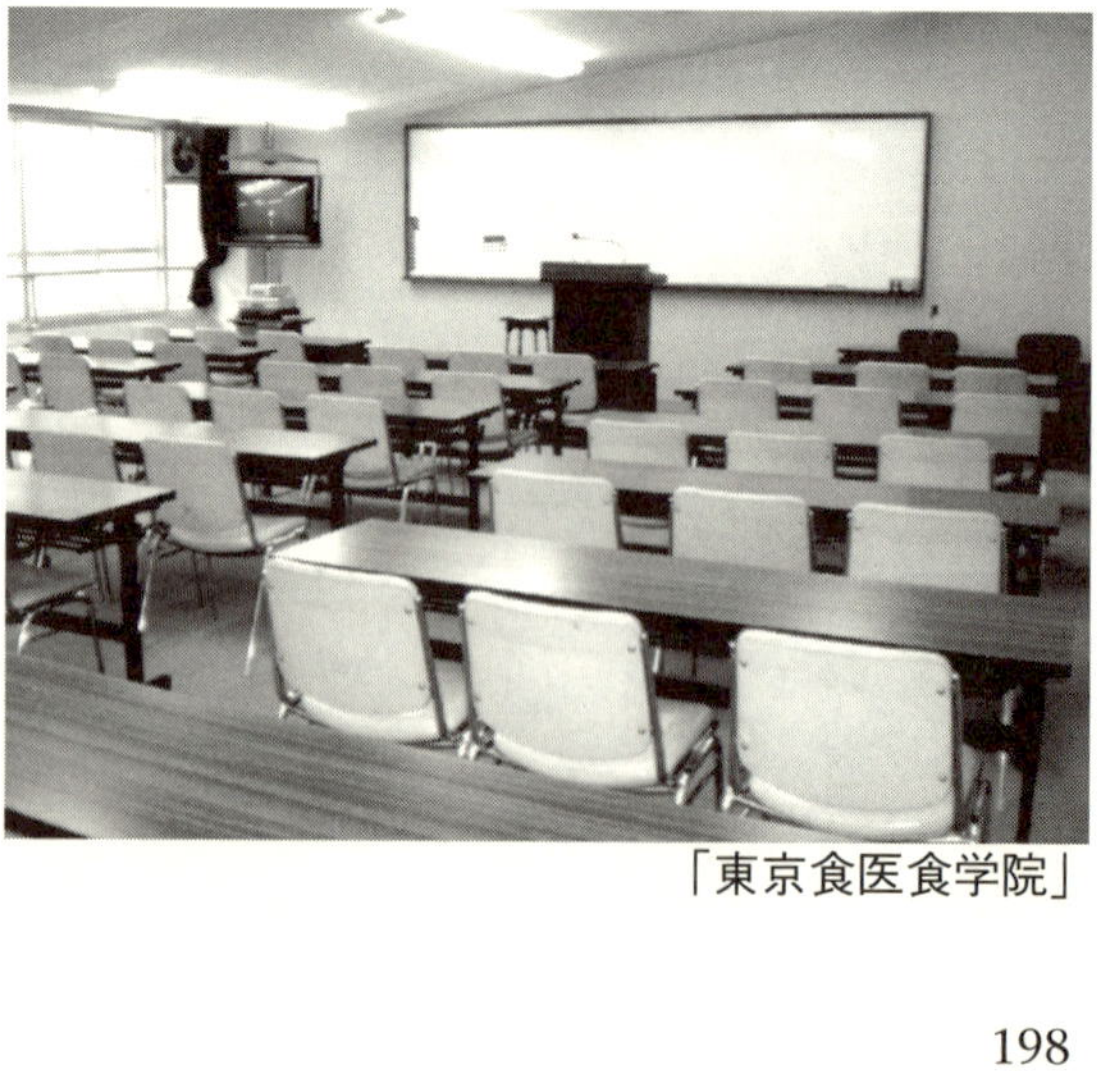

「東京食医食学院」

栄養士の知識と調理師の技術が伴った「簡単でおいしくてからだに良い料理」を、家庭の台所から実践できる「フロムキッチン運動」のリーダーとなれる食医食健康管理士。

私は、すでに栄養士の資格を持っている方々にも、ぜひこのような社会に必要とされている貴重な人材として活躍していただきたいと願っています。

「個食」「孤食」「外食」「中食」等々、かつて日本の言葉になかった単語が次々に生み出されている現在。自ら「食」を生み出すという環境が崩壊して食が分業化し、つくる人の顔が見えなくなりつつあるのです。そこには、「愛」や「思い」「いたわり」「感謝」が欠落しているとしか思えません。

もし、あなたも同じように今の憂うべき現状を危惧されているなら、「日本の再生はまず食育から」をモットーに、ぜひ、私たちと一緒に社会貢献に参加しませんか？

食は人を良くする命の源

さて、いよいよ本書も最後になりました。

改めて振り返ってみると、32年前、23キロダイエットの成功体験から生まれた食への関心が、今日の「食医食理念」になるなどとは、夢にも思っていませんでした。

これまで食医食に関わっていただいている人々が、みごとに若返ったり、慢性的な病気が回復に向かったり、家族ぐるみで健康を取り戻し、健康生活を送られて「食は命の源」と認識していただけたことを心から喜んでいます。

私も今年50歳の誕生日を迎えましたが、確かに「人生いろいろ」数々の試練を乗り越えてきました。

なぜ、乗り越えられたのか、答えは一つ「健康」だったからです。

最近、本当によく考えます。

人間がいろいろな苦難に遭遇した時に、戦える一番の条件は「健康」ではないかと思います。どんなことが起きても「健康」さえあれば何とかなるものです。

日頃から心身ともに健康を維持していれば冷静に物事を分析し、それなりの対応策を講じることができます。身体の健康については食医食理念を充分に語らせていただきました。最後に、心の健康について私の持論を述べます。

寝ても覚めても「悩み」で苦しむことがありますね……「悩み」に抵抗をするのではなく一度「悩み」を受け止めて自分の心の中に招き入れてみてはどうでしょうか。なかなかできることではありませんが、私が自分の「心が壊れない」ように実際にやってみたことです。人には「我」というものがあります。

とくにプライドが強く自信家に多いと聞きますが、「自分が！　自分が！」「自分のことだけを考え、他人のことは気にも留めない自己中心的な人間」がいます。

わかっているのだけど、自分ってどうしてもすぐには変えることができませんよね。

私もそのことで大変に悩んできました。

「自分はこれだけのことを実際にやってきた」「自分の生き方に自信がある」「自分の頑張りには悔いがなにもない」……こんな具合の主張です。

皆さんもこんな経験はありませんか？

私は大変にショックを受けたことがあります。

自分の経歴、今までの仕事の実績を誇らしげに得意満面に語っていた時のことです。

「だから……それが……なんなの？　人間の価値なんて自分が決めるものではないよ。人間の価値は相手が、周りが決めるもの！」


あまりの驚きで絶句はしましたが、冷静に考えたらその通りだと悟りました。この話は社会での出来事だけではなく、家庭の中でもいえることでもあります。

「子供のために子供のためだけに生きてきた……だから感謝しなさい」とか「私は家族のために家事やら子供のためだけに人生を犠牲にしてきた」とか、「こんなに子供のことを家庭のことを思って生きてきた親はいない」とか……。しかし、それを判断するのは相手であり「良い母親」「良い父親」「良い相手」なのか否かは、「子供が、相手が決める」ことなのです。

我を張り通すのではなくて聞く耳を持ち、まずは、相手が何を伝えようとしているのかを理解しようと真剣になることです。

そして、すぐに反発をするのではなく、心への受け入れが悩みを解決する第一歩のような気がしています。

ストレス社会といわれますが、「ストレス」という概念を医学の世界で初めて用いたのはカナダの生理学者ハンス・セリエ博士だそうです。

手にゴムボールを持っている状態を想像してみてください。握るとボールはへこみますよね。このように外部からの刺激（ストレッサー）を受けてからだに起こる反応を「ストレス」といいます。

受け手によってストレスの影響は異なります。

同じ状況にあってもストレスの影響を強く受ける人と、それほど感じない人がいます。ゴムボールの空気圧が高ければ握った時のへこみは少しですみますし、すぐに元にもどります。しかし、空気圧が低ければ少しの力でもボールには大きなへこみができ、元に戻らなくなってしまいます。

この時のゴムボールのへこみ具合が、心身にかかるストレスの度合いではないかと思います。つまり、心身が元々元気で健康であれば、いったんへこんでもすぐに元に戻るということです。「身体の健康」が「生きるも死ぬも食しだい！」であれば「心の健康」は「幸せも不幸も自分次第！」ではないかと思います。

最近は、海外から良くお手紙が届きます。ガンの告知を受けた人びとが回復され、旅行先から絵はがきや近況を報告してくださるのです。

そこには「一度きりの人生、健康で楽しまなきゃ！」と元気な声ばかりです。

人間、失ってみて初めて健康な体の大切さに気が付く人が多いようです。

「まさか……自分だけは死なない」「ガンの告知など人ごと」「いつまでも若い」えてして自分のことはわからないものですね。

その反面、誰もが「まさか!?」と叫びながらあの世に行くことだけは避けたいと思っているに違いありません。

では、何をどうしたら健康になれるのか、何をしたら自分の人生に心から納得できるのか。

あなたが、「本来、食は字のごとく人を良くするもの」という言葉に共感し「食べることで病気を癒し、食べることで病気を予防したい」と思われるのであれば、是非とも「食医食体質改善法」を実践されることをおすすめします。

そして「心と身体の健康」がそろって、はじめて人間が健康に生きていけることを実感して下さい。

おわりに

平成19年6月9日に「赤坂食医食キッチンスタジオ」がオープンしました。

あれから1年、行政の食育活動、企業顧問、雑誌、テレビ、こうして著書の出版までの流れができました。

この流れを作って頂いた、たくさんの方々に心から感謝申し上げます。

現在、30周年に向けて「食医食プロジェクト」を立ち上げ、この事業計画を3年間で成功させたいと日々努力をしています。

「健康という結果の出る理念」だからこそ、それを形にして家庭から社会に広げ、国民医療費の削減につながる社会貢献に役立ちたいと考えています。

この計画にライフメイト（株）の中島祥行社長、（株）成幸社の伊藤成幸社長には、「2000人のアトピー患者さんを改善し〝ありがとう！〟の言葉をいただいてほしい」というこの一言の約束でご協力いただきました。

またNPO法人健康ルネサンス協会代表理事の山田二三雄先生、税理士の西野光則先生、心の恩師である宮城悟先生、そして、プロジェクトメンバーの松山ひとしさん、高橋勝さん、伊東正義さん、舟倉尚子さん他大勢の方々に支えられてきました。もちろんこの他にも有形無形のサポートに支えられながら食医食の活動は続いています。紙面の都合でここに全てを載せるわけにはいきませんが、この機会に改めてお礼申し上げます。

皆様のお力添えにより、小さな力はこの1年で大きく成長することができました。

私の小さな活動がたくさんの方々のご支援で大きな輪へと広がっています。

関係者の皆様を含め本当にありがとうございます。

長年実践してきた「食医食理念」を30年間の集大成としてこの著書にまとめることができました。

この期間の結論を一言でお伝えするとしたならば、本のタイトルそのまま「生きるも死ぬも食しだい！」です。

「食は命であること！」を皆様に少しでもご理解いただけましたら幸いです。

最後になりましたが、本書の出版にあたってご尽力を頂いた太陽出版の籠宮良治社長、ライターの小笠原英晃さんに心より深くお礼申し上げます。

２００８年５月

神崎夢風

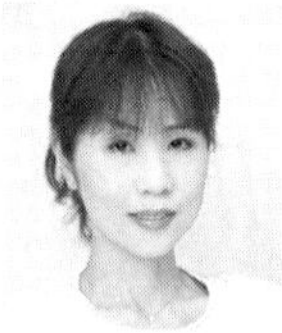

著者プロフィール

神崎　夢風（*KANZAKI MUFU*）

健康料理研究家、栄養士、食医食理念提唱者。

1958年宮崎県生まれ。78年東横学園女子短期大学卒業、順天堂医科大学病院研修栄養士、学校法人魚菜学園教務課勤務。80年健康料理学院設立。82年「健康料理学院の店」オープン。90年フジテレビ系列料理番組スタート。91年ＤＨＴ健康料理学院設立。94年東京目黒教室開設。98年「お母さんと予防医学の会」理事。2003年東京食医食学院設立。04年食医食サロンオープン。05年国際栄誉賞授賞。06年食医食弁当ショップオープン。07年「ＮＰＯ法人健康ルネサンス協会」設立、赤坂に食医食キッチンスタジオ開設。08年メタボ・ダイエットプログラム開発、「食医食これでだいじょうぶ！弁当」商品化。この間、雑誌の執筆やＴＶ・ラジオ出演、各種の講座、食育をテーマにした全国各地での講演活動など食医食理念の普及に尽力。現在は栄養指導や商品開発と併せて、東京食医食学院院長として人材の育成にも務めている。

＜連絡先＞
赤坂食医食キッチンスタジオ
〒１０７－００５２
東京都港区赤坂２－１５－１３　三東ビル７Ｆ
TEL　03-3589-1330
FAX　03-3589-1320
http://www.shokuishoku.co.jp
E-mail　hxqcr220@ybb.ne.jp

参考文献

『自分の体は自分で治せる―野生の還元力　生物ミネラルが体を元に戻す』
中山栄基著（風雲舎）

食医食™
Dream Cooking School

食医食　生きるも死ぬも「食」しだい！

2008年 7月20日　第1刷

著　者　神崎　夢風
発行者　籠宮　良治
企画・編集　小笠原英晃
発行所　太陽出版
〒113-0033　東京都文京区本郷4-1-14
TEL 03(3814)0471　FAX 03(3814)2366
http://www.taiyoshuppan.net/
印刷　壮光舎印刷 ／ 製本　井上製本

ISBN978-4-88469-581-1